内科系统常见疾病诊断与治疗

NEIKE XITONG CHANGJIAN JIBING ZHENDUAN YU ZHILIAO

编著　杨　琳　张　坤　杜朝霞　杨　晶

赵允飞　宫少燕　袁伟智

吉林科学技术出版社

图书在版编目（CIP）数据

内科系统常见疾病诊断与治疗 / 杨琳等编著. —长
春：吉林科学技术出版社，2023.3
ISBN 978-7-5744-0261-4

Ⅰ.①内… Ⅱ.①杨… Ⅲ.①内科－常见病－诊疗
Ⅳ.①R5

中国国家版本馆CIP数据核字（2023）第063855号

内科系统常见疾病诊断与治疗

编　　著	杨　琳　张　坤　杜朝霞　杨　晶　赵允飞　宫少燕　袁伟智
出 版 人	宛　霞
责任编辑	史明忠
封面设计	济南睿诚文化发展有限公司
制　　版	济南睿诚文化发展有限公司
幅面尺寸	170mm×240mm
开　　本	16
字　　数	200 千字
印　　张	11.625
印　　数	1-1500 册
版　　次	2023年3月第1版
印　　次	2024年1月第1次印刷

出　　版	吉林科学技术出版社
发　　行	吉林科学技术出版社
地　　址	长春市南关区福祉大路5788号出版大厦A座
邮　　编	130118
发行部电话/传真	0431-81629529　81629530　81629531
	81629532　81629533　81629534
储运部电话	0431-86059116
编辑部电话	0431-81629510
印　　刷	廊坊市印艺阁数字科技有限公司

书　　号	ISBN 978-7-5744-0261-4
定　　价	128.00 元

编委会

主　编

杨　琳　济南市槐荫人民医院

张　坤　高唐县中医院

杜朝霞　莱州市第二人民医院

杨　晶　枣庄市立医院

赵允飞　山东市立医院控股集团第三医院

宫少燕　乳山市人民医院

袁伟智　寿光市中医医院

副主编

李晓娟　湖北省宜昌市第一人民医院

杨军华　普洱市人民医院

张永刚　淄博市精神卫生中心

郑　楠　沧州市中心医院

方晓慧　江山市人民医院

谭延东　淄博市中医医院（淄博市骨科医院）

　　内科学是研究疾病的病因、诊断、治疗和预后的临床学科,其涉及面广、整体性强,是现代医学的重要组成部分,对医学科学的发展有重要影响。从事临床内科的医师不仅要具备扎实的基础理论和基本知识,而且要能够及时对疾病做出正确的诊断和治疗。近年来,随着现代影像技术、计算机技术、生物医学工程、分子生物学等学科的发展,新概念、新理论、新观点、新技术、新疗法不断涌现,新设备、新器械和新材料也越来越多地应用于临床,对上岗不久的内科医师来说是不小的挑战,即使是工作多年的临床医师,在医学科研不断深入、医学理论更为完善、医疗技术迅速发展的今天,亦存在知识更新和技术进一步提高的愿望。为此,我们认真总结临床工作经验,综合国内外先进的研究成果,编写了《内科系统常见疾病诊断与治疗》一书。

　　本书以临床实际应用为目的,以现代内科学临床诊疗指南为依据,主要论述了呼吸内科疾病、消化内科疾病、内分泌科疾病、肾内科疾病。针对各种常见病和多发病,对其病因、发病机制、病理生理等基础内容仅做了简要介绍,重点讲解了其临床表现、体格检查、辅助检查、诊断依据、治疗原则、预后等与临床诊疗密切相关的知识。本书内容翔实,语言精练,结构合理,重点突出,可作为各级医疗机构内科医务人员、医学院校教师和相关科研工作者的参考用书。

由于内科学进展和革新极为迅速,加之学识水平有限,故书中错误和疏漏之处在所难免,衷心希望读者批评指正。

《内科系统常见疾病诊断与治疗》编委会
2022 年 12 月

目录

第一章 内科疾病常见症状与体征

第一节 发 热

一、概述

正常人体的体温在体温调节中枢的控制下,人体的产热和散热处于动态平衡之中,维持人体的体温在相对恒定的范围之内,腋窝下所测的体温为 36～37 ℃;口腔中舌下所测的体温为 36.3～37.2 ℃;肛门内所测的体温为 36.5～37.7 ℃。在生理状态下,不同的个体、不同的时间和不同的环境,人体体温会有所不同。①不同个体间的体温有差异:儿童由于代谢率较高,体温可比成年人高;老年人代谢率低,体温比成年人低。②同一个体体温在不同时间有差异:正常情况下,人体体温在早晨较低,下午较高;妇女体温在排卵期和妊娠期较高,月经期较低。③不同环境下的体温亦有差异:运动、进餐、情绪激动和高温环境下工作时体温较高,低温环境下工作时体温较低。在病理状态下,人体产热增多,散热减少,体温超过正常时,就称为发热。发热持续时间在 2 周以内为急性发热,超过 2 周为慢性发热。

(一)病因

引起发热的病因很多,按有无病原体侵入人体分为感染性发热和非感染性发热两大类。

1.感染性发热

各种病原体侵入人体后引起的发热称为感染性发热。引起感染性发热的病原体有细菌、病毒、支原体、立克次体、真菌、螺旋体及寄生虫。病原体侵入机体后可引起相应的疾病,不论急性还是慢性、局限性还是全身性均可引起发热。病原体及其代谢产物或炎性渗出物等外源性致热原,在体内作用致热原细胞如中

1

性粒细胞、单核细胞及巨噬细胞等,使其产生并释放白细胞介素-1、干扰素、肿瘤坏死因子和炎症蛋白-1等而引起发热。感染性发热占发热病因的 50%～60%。

2.非感染性发热

由病原体以外的其他病因引起的发热称为非感染性发热。常见于以下原因。

(1)吸收热:由于组织坏死,组织蛋白分解和坏死组织吸收引起的发热称为吸收热。①物理和机械因素损伤:大面积烧伤、内脏出血、创伤、大手术后,骨折和热射病等。②血液系统疾病:白血病、恶性淋巴瘤、恶性组织细胞病、骨髓增生异常综合征、多发性骨髓瘤、急性溶血和血型不合输血等。③肿瘤性疾病:各种恶性肿瘤。④血栓栓塞性疾病:静脉血栓形成,如静脉、股静脉和髓静脉血栓形成。动脉血栓形成,如心肌梗死、脑动脉栓塞、肠系膜动脉栓塞和四肢动脉栓塞等。微循环血栓形成,如溶血性尿毒综合征和血栓性血小板减少性紫癜。

(2)变态反应性发热:变态反应产生时形成外源性致热原抗原抗体复合物,激活了致热原细胞,使其产生并释放白细胞介素-1、干扰素、肿瘤坏死因子和炎症蛋白-1等引起的发热。如风湿热、药物热、血清病和结缔组织病等。

(3)中枢性发热:有些致热因素不通过内源性致热原而直接损害体温调节中枢,使体温调定点上移后发出调节冲动,造成产热大于散热,体温升高,称为中枢性发热。①物理因素:如中暑等。②化学因素:如重度安眠药中毒等。③机械因素:如颅内出血和颅内肿瘤细胞浸润等。④功能性因素:如自主神经功能紊乱和感染后低热。

(4)其他:如甲状腺功能亢进症,脱水等。

发热都是由于致热因素的作用使人体产生的热量超过散发的热量,引起体温升高超过正常范围。

(二)发生机制

1.外源性致热原的摄入

各种致病的微生物或它们的毒素、抗原抗体复合物、淋巴因子、某些致炎物质(如尿酸盐结晶和硅酸盐结晶)、某些类固醇、肽聚糖和多核苷酸等外源性致热原多数是大分子物质,侵入人体后不能通过血-脑屏障作用于体温调节中枢,但可通过激活血液中的致热原细胞产生白细胞介素-1等。白细胞介素-1等的产生:在各种外源性致热原侵入人体内后,能激活血液中的中性粒细胞,单核-巨噬细胞和嗜酸性粒细胞等,产生白细胞介素-1,干扰素、肿瘤坏死因子和炎症蛋白-1。其中研究最多的是白细胞介素-1。

2.白细胞介素-1的作用部位

(1)脑组织:白细胞介素-1可能通过下丘脑终板血管器(此处血管为有孔毛细血管)的毛细血管进入脑组织。

(2)POAH神经元:白细胞介素-1亦有可能通过下丘脑终板血管器毛细血管到达血管外间隙(即血脑屏障外侧)的POAH神经元。

3.发热的产生

白细胞介素-1作用于POAH神经元或在脑组织内再通过中枢介质引起体温调定点上移,体温调节中枢再对体温重新调节,发出调节命令,一方面可能通过垂体内分泌系统使代谢增加和域通过运动神经系统使骨骼肌阵缩(即寒战),引起产热增加;另一方面通过交感神经系统使皮肤血管和立毛肌收缩,排汗停止,散热减少。这几方面作用使人体产生的热量超过散发的热量,体温升高,引起发热,一直达到体温调定点的新的平衡点。

二、发热的诊断

(一)发热的程度诊断

(1)低热:人体的体温超过正常,但低于38 ℃。

(2)中度热:人体的体温为38.1~39 ℃。

(3)高热:人体的体温为39.1~41 ℃。

(4)过高热:人体的体温超过41 ℃。

(二)发热的分期诊断

1.体温上升期

此期为白细胞介素-1作用于POAH神经元或在脑组织内再通过中枢介质引起体温调定点上移,体温调节中枢对体温重新调节,发出调节命令,可通过代谢增加,骨骼肌阵缩(寒战),使产热增加;皮肤血管和立毛肌收缩,使散热减少。因此产热超过散热使体温升高。体温升高的方式有骤升和缓升两种。

(1)骤升型:人体的体温在数小时内达到高热或以上,常伴有寒战。

(2)缓升型:人体的体温逐渐上升在几天内达高峰。

2.高热期

此期为人体的体温达到高峰后的时期,体温调定点已达到新的平衡。

3.体温下降期

此期由于病因已被清除,体温调定点逐渐降到正常,散热超过产热,体温逐渐恢复正常。与体温升高的方式相对应的有两种体温降低的方式。

(1)骤降型:人体的体温在数小时内降到正常,常伴有大汗。

(2)缓降型:人体的体温在几天内逐渐下降到正常。体温骤升和骤降的发热常见疟疾、大叶性肺炎、急性肾盂肾炎和输液反应。体温缓升缓降的发热常见于伤寒和结核。

(三)发热的分类诊断

1.急性发热

发热的时间在两周以内为急性发热。

2.慢性发热

发热的时间超过两周为慢性发热。

(四)发热的热型诊断

把不同时间测得的体温数值分别记录在体温单上,将不同时间测得的体温数值按顺序连接起来,形成体温曲线,这些曲线的形态称热型。

1.稽留热

人体的体温维持在高热和以上水平达几天或几周。常见大叶性肺炎和伤寒高热期。

2.弛张热

人体的体温在一天内都在正常水平以上,但波动范围在 2 ℃以上。常见化脓性感染,风湿热,败血症等。

3.间歇热

人体的体温骤升到高峰后维持几小时,再迅速降到正常,无热的间歇时间持续一到数天,反复出现。常见于疟疾和急性肾盂肾炎等。

4.波状热

人体的体温缓升到高热后持续几天后,再缓降到正常,持续几天后再缓升到高热,反复多次。常见于布鲁杆菌病。

5.回归热

人体的体温骤升到高热后持续几天后,再骤降到正常,持续几天后在骤升到高热,反复数次。常见恶性淋巴瘤和部分恶性组织细胞病等。

6.不规则热

人体的体温可高可低,无规律性。常见于结核病,风湿热等。

三、发热的诊断方法

(一)详细询问病史

1.现病史

(1)起病情况和患病时间:发热的急骤和缓慢,发热持续时间。急性发热常见细菌、病毒、肺炎支原体、立克次体、真菌、螺旋体及寄生虫感染。其他有结缔组织病、急性白血病、药物热等。长期发热的原因,除中枢性原因外,还可包括以下四大类:①感染是长期发热最常见的原因,常见于伤寒、副伤寒、亚急性感染性心内膜炎、败血症、结核病、阿米巴肝病、黑热病、急性血吸虫病等。在各种感染中,结核病是主要原因之一,特别是某些肺外结核,如深部淋巴结结核、肝结核。②造血系统的新陈代谢率较高,有病理改变时易引起发热,如非白血性白血病、深部恶性淋巴瘤、恶性组织细胞病等。③结缔组织疾病如播散性红斑狼疮、结节性多动脉炎、风湿热等疾病,可成为长期发热的疾病。④恶性肿瘤增长迅速,当肿瘤组织崩溃或附加感染时则可引起长期发热,如肝癌、结肠癌等早期常易漏诊。

(2)病因和诱因:常见的有流行性感冒、其他病毒性上呼吸道感染、急性病毒性肝炎、流行性乙型脑炎、脊髓灰质炎、传染性单核细胞增多症、流行性出血热、森林脑炎、传染性淋巴细胞增多症、麻疹、风疹、流行性腮腺炎、水痘、肺炎支原体肺炎、肾盂肾炎、胸膜炎、心包炎、腹膜炎、血栓性静脉炎、丹毒、伤寒、副伤寒、亚急性感染性心内膜炎、败血症、结核病、阿米巴肝病、黑热病、急性血吸虫病、钩端螺旋体病、疟疾、阿米巴肝病、急性血吸虫病、丝虫病、旋毛虫病、风湿热、药热、血清病、系统性红斑狼疮、皮肌炎、结节性多动脉炎、急性胰腺炎、急性溶血、急性心肌梗死、脏器梗死或血栓形成、体腔积血或血肿形成、大面积烧伤、白血病、恶性淋巴瘤、癌、肉瘤、恶性组织细胞病、痛风发作、甲状腺危象、重度脱水、热射病、脑出血、白塞病、高温下工作等。

(3)伴随症状:有寒战、结膜充血、口唇疱疹、肝脾大、淋巴结肿大、出血、关节肿痛、皮疹和昏迷等。发热的伴随症状越多,越有利于诊断或鉴别诊断,所以应尽量询问和采集发热的全部伴随症状。寒战常见于大叶肺炎、败血症、急性胆囊炎、急性肾盂肾炎、流行性脑脊髓膜炎、疟疾、钩端螺旋体病、药物热、急性溶血或输血反应等。结膜充血多见于麻疹、咽结膜热、流行性出血热、斑疹伤寒、钩端螺旋体病等。口唇单纯疱疹多出现于急性发热性疾病,如大叶肺炎、流行性脑脊髓膜炎、间日疟、流行性感冒等。淋巴结肿大见于传染性单核细胞增多症、风疹、淋巴结结核、局灶性化脓性感染、丝虫病、白血病、淋巴瘤、转移癌等。

肝脾大常见于传染性单核细胞增多症、病毒性肝炎、肝及胆管感染、布鲁杆菌病、疟疾、结缔组织病、白血病、淋巴瘤及黑热病、急性血吸虫病等。出血可见于重症感染及某些急性传染病，如流行性出血热、病毒性肝炎、斑疹伤寒、败血症等。也可见于某些血液病，如急性白血病、重型再生障碍性贫血、恶性组织细胞病等。关节肿痛常见于败血症、猩红热、布鲁杆菌病、风湿热、结缔组织病、痛风等。皮疹常见于麻疹、猩红热、风疹、水痘、斑疹伤寒、风湿热、结缔组织病、药物热等。昏迷发生在发热之后者常见于流行性乙型脑炎、斑疹伤寒、流行性脑脊髓膜炎、中毒性菌痢、中暑等；昏迷发生在发热之前者常见于脑出血、巴比妥类中毒等。

2.既往史和个人史

如过去曾患的疾病、有无外伤、做过何种手术、预防接种史和过敏史等。个人经历：如居住地、职业、旅游史和接触感染史等。职业：如工种、劳动环境等。发病地区及季节，对传染病与寄生虫病特别重要。某些寄生虫病如血吸虫病、黑热病、丝虫病等有严格的地区性。斑疹伤寒、回归热、白喉、流行性脑脊髓膜炎等流行于冬春季节；伤寒、乙型脑炎、脊髓灰质炎则流行于夏秋；钩端螺旋体病的流行常见于夏收与秋收季节。麻疹、猩红热、伤寒等急性传染病病愈后常有较牢固的免疫力，第二次发病的可能性甚少。中毒型菌痢、食物中毒的患者发病前多有进食不洁饮食史；疟疾、病毒性肝炎可通过输血传染。阿米巴肝病可有慢性痢疾病史。

（二）仔细全面体检

记录体温曲线：每天记录 4 次体温以此判断热型。

细致、精确、规范、全面和有重点的体格检查。

（三）准确的实验室检查

1.常规检查

包括三大常规（即血常规、尿常规和大便常规）、血沉和肺部 X 线片。

2.细菌学检查

可根据病情取血、骨髓、尿、胆汁、大便和脓液进行培养。

（四）针对性的特殊检查

1.骨髓穿刺和骨髓活检

对血液系统的肿瘤和骨髓转移癌有诊断意义。

2.免疫学检查

免疫球蛋白电泳、类风湿因子、抗核抗体、抗双链 DNA 抗体等。

3.影像学检查

如超声波、电子计算机 X 线体层扫描(CT)和磁共振成像(MRI)下摄像仪检查。

4.淋巴结活检

对淋巴组织增生性疾病的确诊有诊断价值。

5.诊断性探查术

对经过以上检查仍不能诊断的腹腔内肿块可慎重采用。

四、鉴别诊断

(一)急性发热

急性发热指发热在 2 周以内者。病因主要是感染,其局部定位症状常出现在发热之后。准确的实验室检查和针对性的特殊检查对鉴别诊断有很大的价值。如果发热缺乏定位,白细胞计数不高或减低难以确定诊断的大多为病毒感染。

(二)慢性发热

1.长期发热

长期发热指中高度发热超过 2 周以上者。常见的病因有 4 类:即感染、结缔组织疾病、肿瘤和恶性血液病。其中以感染多见。

(1)感染:常见的原因有伤寒、副伤寒、结核、败血症、肝脓肿、慢性胆囊炎、感染性心内膜炎、急性血吸虫病、传染性单核细胞增多症、黑热病等。

感染所致发热的特点:①常伴畏寒和寒战。②白细胞数$>10\times10^9$/L、中性粒细胞$>80\%$、杆状核粒细胞$>5\%$,常为非结核感染。③病原学和血清学的检查可获得阳性结果。④抗生素治疗有效。

(2)结缔组织疾病:常见的原因有系统性红斑狼疮、风湿热、皮肌炎、贝赫切特综合征、结节性多动脉炎等。

结缔组织疾病所致发热的特点:①多发于生育期的妇女。②多器官受累、表现多样。③血清中有高滴度的自身抗体。④抗生素治疗无效且易过敏。⑤水杨酸或肾上腺皮质激素治疗有效。

(3)肿瘤:常见各种恶性肿瘤和转移性肿瘤。肿瘤所致发热的特点:无寒战、抗生素治疗无效、伴进行性消瘦和贫血。

(4)恶性血液病:常见于恶性淋巴瘤和恶性组织细胞病。恶性血液病所致发热的特点:常伴有肝、脾大,全血细胞计数减少和进行性衰竭,抗生素治疗无效。

2.慢性低热

慢性低热指低度发热超过3周以上者,常见的病因有器质性和功能性低热。

(1)器质性低热:①感染,常见的病因有结核、慢性泌尿系统感染、牙周脓肿、鼻旁窦炎、前列腺炎和盆腔炎等。注意进行有关的实验室检查和针对性的特殊检查对鉴别诊断有很大的价值。②非感染性发热,常见的病因有结缔组织疾病和甲亢,凭借自身抗体和毛、爪的检查有助于诊断。

(2)功能性低热:①感染后低热,急性传染病等引起高热在治愈后,由于体温调节中枢的功能未恢复正常,低热可持续数周,反复的体检和实验室检查未见异常。②自主神经功能紊乱,多见于年轻女性,一天内体温波动不超过 0.5 ℃,体力活动后体温不升反降,常伴颜面潮红、心悸、手颤、失眠等。并排除其他原因引起的低热后才能诊断。

第二节　胸　　痛

胸痛主要由胸部疾病引起,少数由其他部位的病变所致,心血管系统疾病是胸痛的常见原因,但其他部位的疾病亦可引起胸痛症状,如肝脓肿等。因痛阈个体差异性大,胸痛的程度与原发疾病的病情轻重并不完全一致。

一、病因

(一)胸壁疾病

肋软骨炎、带状疱疹、流行性肌炎、颈胸椎疾病、胸部外伤、肋间神经痛和肋骨转移瘤。

(二)呼吸系统疾病

胸膜炎、肺炎、支气管肺癌和气胸。

(三)纵隔疾病

急性纵隔炎、纵隔肿瘤、纵隔气肿。

(四)心血管疾病

心绞痛、心肌梗死、心包炎、胸主动脉瘤、肺栓塞和夹层动脉瘤等。

(五)消化系统疾病

食管炎、胃十二指肠溃疡、胆囊炎、胰腺炎等。

(六)膈肌疾病

膈疝、膈下脓肿。

(七)其他

骨髓瘤、白血病胸骨浸润、心脏神经官能症等。

二、临床表现

(一)发病年龄

青壮年胸痛,应注意结核性胸膜炎、自发性气胸、心肌炎、心肌病、风湿性心瓣膜病;年龄在 40 岁以上患者还应注意心绞痛、心肌梗死与肺癌。

(二)胸痛部位

(1)局部有压痛,炎症性疾病,且伴有局部红、肿、热表现。

(2)带状疱疹是成簇水疱沿一侧肋间神经分布伴剧痛,疱疹不越过体表中线。

(3)非化脓性肋骨软骨炎多侵犯第 1～2 肋软骨,对称或非对称性,呈单个或多个肿胀隆起,局部皮色正常,有压痛,咳嗽、深呼吸或上肢大幅度活动时疼痛加重。

(4)食管及纵隔病变,胸痛多位于胸骨后,进食或吞咽时加重。

(5)心绞痛和心肌梗死的疼痛多在心前区与胸骨后或剑突下,疼痛常放射至左肩、左臂内侧,达环指与小指,亦可放射于左颈与面颊部,患者误认为牙痛。

(6)夹层动脉瘤疼痛位于胸背部,向下放射至下腹、腰部及两侧腹股沟和下肢。

(7)自发性气胸、胸膜炎和肺梗死的胸痛多位于患侧腋前线与腋中线附近,后二者如累及肺底、膈胸膜,则疼痛也可放射于同侧肩部。肺尖部肺癌(肺上沟癌、Pancoast综合征)以肩部、腋下痛为主,疼痛向上肢内侧放射。

(三)胸痛性质

(1)带状疱疹呈刀割样痛或灼痛,剧烈难忍。

(2)食管炎则为烧灼痛。

(3)心绞痛呈绞窄性并有重压窒息感。

(4)心肌梗死则疼痛更为剧烈并有恐惧、濒死感。

(5)纤维素性胸膜炎常呈尖锐刺痛或撕裂痛。

(6)肺癌常为胸部闷痛,而 Pancoast 综合征则呈火灼样痛,夜间尤甚。

(7)夹层动脉瘤为突然发生胸背部难忍撕裂样剧痛。

(8)肺梗死亦为突然剧烈刺痛或绞痛。常伴呼吸困难及发绀。

(四)持续时间

(1)平滑肌痉挛或血管狭窄缺血所致疼痛为阵发性。

(2)炎症、肿瘤、栓塞或梗死所致疼痛呈持续性。如心绞痛发作时间短暂,而心肌梗死疼痛持续时间很长且不易缓解。

(五)影响胸痛因素

影响胸痛因素包括诱因、加重与缓解。劳累、体力活动、精神紧张可诱发心绞痛发作,休息、含服硝酸甘油或硝酸异山梨酯,可使心绞痛缓解,而对心肌梗死疼痛则无效。胸膜炎和心包炎的胸痛则可因深呼吸和咳嗽而加剧。反流性食管炎的胸骨后灼痛,饱餐后出现,仰卧或俯卧位加重,服用抗酸剂和促动力药多潘立酮或西沙必利后可减轻或消失

三、胸痛伴随症状

(1)胸痛伴吞咽困难或咽下痛者,提示食管疾病,如反流性食管炎。

(2)胸痛伴呼吸困难者,提示较大范围病变,如大叶性肺炎、自发性气胸、渗出性胸膜炎和肺栓塞等。

(3)胸痛伴面色苍白、大汗、血压下降或休克表现时,多考虑心肌梗死、夹层动脉瘤、主动脉窦瘤破裂和大块肺栓塞等。

第三节 心 悸

一、概述

心悸是人们主观感觉心跳或心慌,患者主诉心脏像擂鼓样,心脏停搏,心慌

不稳等,常伴心前区不适,是由心率过快或过缓、心律不齐、心肌收缩力增加或神经敏感性增高等因素引起。一般健康人仅在剧烈运动、神经过度紧张或高度兴奋时才会有心悸的感觉,神经官能症或处于焦虑状态的患者即使没有心律失常或器质性心脏病,也常以心悸为主诉而就诊,而某些患器质性心脏病者或出现频发性期前收缩,甚至心房颤动而并不感觉心悸。

二、诊断

(一)临床表现

由于心律失常引起的心悸,在检查患者时,心律失常不一定存在,因此务必让患者详细陈述发病的缓急、病程的长短;发生心悸时的主观症状,如有无心脏活动过强、过快、过慢、不规则的感觉;持续性或阵发性;是否伴有意识改变;周围循环状态如四肢发冷、面色苍白及发作持续时间等;有无多食、怕热、易出汗、消瘦等;心悸发作的诱因与体位、体力活动、精神状态及麻黄碱、胰岛素等药物的关系。体检重点检查有无心脏疾病的体征,如心脏杂音、心脏扩大及心律改变,有无血压增高、脉压增宽、动脉枪击音、水冲脉等高动力循环的表现,注意甲状腺是否肿大、有无突眼、震颤、杂音及有无贫血的体征。

(二)辅助检查

为明确有无心律失常存在及其性质应做心电图检查,如常规心电图未发现异常。可根据患者情况予以适当运动如仰卧起坐、蹲踞活动或24小时动态心电图检查,怀疑冠心病、心肌炎者给予运动负荷试验,阳性检出率较高,如高度怀疑有恶性室性心律失常者,应做连续心电图监测。如怀疑有甲状腺功能亢进症、低血糖或嗜铬细胞瘤时可进行相关的实验室检查。

三、鉴别诊断

心悸的鉴别需明确其为心脏原发性节律紊乱引起还是继发循环系统以外的疾病所致,进一步需确定其为功能性还是器质性疾病导致的心悸。

(一)心律失常

1.期前收缩

期前收缩为心悸最常见的病因。不少正常人可因期前收缩的发生而以心悸就诊,心突然"悬空""下沉"或"停顿"感是期前收缩的特征。此种感觉不但与代偿间歇的长短有关,且往往与期前收缩后的心搏出量有关。心脏病患者发生期前收缩的机会更多,心肌梗死患者如期前收缩发生在前一心搏的T波上,特别容易引起室性心动过速或心室颤动,应及时处理。听诊可发现心跳不规则,第一心音增强,第二心音减弱或消失,以后有一较长的代偿间歇,桡动脉搏动减弱,甚或消失,形成脉搏短细。

2.阵发性心动过速

阵发性心动过速是一种阵发性规则而快速的异位心律,具有突发突止的特点,发作时间长短不一,心率在160~220/分钟,大多数阵发性室上性心动过速是由折返机制引起,多无器质性心脏病,心动过速发作可由情绪激动、突然用力、疲劳或饱餐所致,亦可无明显诱因出现心悸、心前区不适、精神不安等,严重者可出现血压下降、头晕、乏力甚至心绞痛。室性心动过速最常发生于冠心病,尤其是发生过心肌梗死有室壁瘤的患者及心功能较差者;也可见于其他心脏病甚至无心脏病的患者。阵发性室上性心动过速和室性心动过速心电图不难鉴别,但宽QRS波室上性心动过速有时与室速难以区分,必要时可做心脏电生理检查。

3.心房颤动

心房颤动亦为常见心悸原因之一,特别是初发又未经治疗而心率快速者。多发生在器质性心脏病基础上。由于心房活动不协调,失去有效收缩力,加以快而不规则心室节律使心室舒张期缩短,心室充盈不足,因而心排血量不足,常可诱发心力衰竭。体征主要是心律完全不规则,输出量甚少的心搏可引起脉搏短细,心率越快,脉搏短细越显著。心电图检查示窦性 P 波消失,出现细小而形态不一的心房颤动波,心室率绝对不齐则可明确诊断。

(二)心外因素性心悸

1.贫血

常见病因和诱因有钩虫病、溃疡病、痔、月经过多、产后出血、外伤出血等。心悸因心率代偿性增快所致,头晕、眼花、乏力、皮肤黏膜苍白,为贫血疾病的共性,贫血纠正,心悸好转。各种贫血有其特有的临床表现:可有皮肤黏膜出血、上腹部压痛、消瘦、产后出血等。血常规、血小板计数、网织红细胞计数、红细胞比容、外周血及骨髓涂片、粪检寄生虫卵等可资鉴别。

2.甲状腺功能亢进症

以 20~40 岁女性多见。甲状腺激素分泌过多,兴奋和刺激心脏,心悸因代谢亢进心率增快引起,稍活动,心悸明显加剧,伴手震颤、怕热、多汗、失眠、易激动、食欲亢进、消瘦;甲状腺弥漫性肿大;有细震颤和血管杂音;眼球突出,持续性心动过速。实验室检查甲状腺摄碘率升高,甲状腺抑制试验阴性,血 T_3、T_4 升高,基础代谢率升高等。

3.休克

由于全身组织灌注不足,微循环血流减少,致使心率增快,出现心悸。典型临床症状为皮肤苍白,四肢皮肤湿冷,意识模糊,脉快而弱,血压明显下降,脉压小,尿量减少,二氧化碳结合力和血 pH 有不同程度的降低,收缩压下降至 10.7 kPa(80 mmHg)以下,脉压<2.7 kPa(20 mmHg),原有高血压者收缩压较原有水平下降 30% 以上。

4.高原病

多见于初入高原者,由于在海拔 3 000 m 以上,大气压和氧分压降低,引起人体缺氧,心率代偿性增快而出现心悸,伴头痛、头晕、眩晕、恶心、呕吐、失眠、疲倦、气喘、胸闷、胸痛、咳嗽、咯血色泡沫痰、呼吸困难等,严重者可出现高原性肺脑水肿。X 线检查:肺动脉段隆凸,右心室肥大,心电图见右心室肥厚及肺性 P 波等;血液检查:红细胞增多,如红细胞数>6.5×10^{12}/L,血红蛋白>18.5 g/L 等。

5.发热性疾病

由病毒、细菌、支原体、立克次体、寄生虫等感染引起。心悸常与发热有明显关系,热退,则心悸缓解。根据原发病不同,有其不同临床体征,血、尿、粪常规检查及 X 线、超声检查等可明确诊断。药物作用所致的心悸:肾上腺素、阿托品、甲状腺素等药物使用后心率加快,出现心悸。停药后心悸逐渐消失。临床表现除原有疾病的症状外,尚有心前区不适、面色潮红、烦躁不安、心动过速等,详细询问用药史及停药后症状消失可资鉴别。

(三)妊娠期心动过速

由于胎儿生长需要,血流量增加,流速加快,心率加快而致心悸。多见于妊娠后期,有妊娠期的变化:如子宫增大、乳房增大、呼吸困难等症状,下肢水肿、心动过速、腹部随妊娠月龄的增加而膨大,可伴有高血压,尿妊娠试验、黄体酮试验、超声检查等鉴别不难。

(四)围绝经期综合征

主要与卵巢功能衰退,性激素分泌失调有关。多发生于 45～55 岁,激素分泌紊乱、自主神经功能异常而引起心悸。主要特征为月经紊乱、全身不适、面部皮肤阵阵发红、忽冷忽热、出汗、情绪易激动、失眠、耳鸣、腰背酸痛、性功能减退等。血、尿中的雌激素及催乳素减少。促卵泡激素(FSH)与黄体生成激素(LH)增高为诊断依据。

(五)心脏神经官能症

主要由于中枢神经功能失调,影响自主神经功能,造成心脏血管功能异常。

患者群多为青壮年(20～40 岁)女性,心悸与精神状态、失眠有明显关系,主诉较多。如:呼吸困难、心前区疼痛、易激动、易疲劳、失眠、多梦、头晕、头痛、记忆力差、注意力涣散、多汗、手足冷、腹胀、尿频等。X 线、心电图、超声心动图等检查正常。

第四节 发 绀

一、发绀的概念

发绀是指血液中脱氧血红蛋白增多,使皮肤、黏膜呈青紫色的表现。广义的发绀还包括由异常血红蛋白衍生物(高铁血红蛋白、硫化血红蛋白)所致皮肤黏膜青紫现象。

发绀在皮肤较薄、色素较少和毛细血管丰富的部位如口唇、鼻尖、颊部与甲床等处较为明显,易于观察。

二、发绀的病因、发生机制及临床表现

发绀的原因有血液中还原血红蛋白增多及血液中存在异常血红蛋白衍生物两大类。

(一)血液中还原血红蛋白增多

血液中还原血红蛋白增多引起的发绀,是发绀的主要原因。

血液中还原血红蛋白绝对含量增多。还原血红蛋白浓度可用血氧未饱和度表示,正常动脉血氧未饱和度为 5%,静脉内血氧未饱和度为 30%,毛细血管中血氧未饱和度约为前两者的平均数。每 1 g 血红蛋白约与 1.34 mL 氧结合。当毛细血管血液的还原血红蛋白量超过 50 g/L(5 g/dL)时,皮肤黏膜即可出现发绀。

1.中心性发绀

由于心、肺疾病导致动脉血氧饱和度(SaO_2)降低引起。发绀的特点是全身性的,除四肢与面颊外,亦见于黏膜(包括舌及口腔黏膜)与躯干的皮肤,但皮肤温暖。中心性发绀又可分为肺性发绀和心性混血性发绀两种。

(1)肺性发绀:①病因见于各种严重呼吸系统疾病,如呼吸道(喉、气管、支气

管)阻塞、肺部疾病(肺炎、阻塞性肺气肿、弥漫性肺间质纤维化、肺淤血、肺水肿、急性呼吸窘迫综合征)和肺血管疾病(肺栓塞、原发性肺动脉高压、肺动静脉瘘)等。②发生机制是由于呼吸功能衰竭,通气或换气功能障碍,肺氧合作用不足,致使体循环血管中还原血红蛋白含量增多而出现发绀。

(2)心性混血性发绀:①病因见于发绀型先天性心脏病,如法洛(Fallot)四联症、艾生曼格(Eisenmenger)综合征等。②发生机制是由于心与大血管之间存在异常通道,部分静脉血未通过肺进行氧合作用,即经异常通道分流混入体循环动脉血中,如分流量超过心排血量的 1/3 时,即可引起发绀。

2.周围性发绀

由于周围循环血流障碍所致,发绀特点是常见于肢体末梢与下垂部位,如肢端、耳垂与鼻尖,这些部位的皮肤温度低、发凉,若按摩或加温耳垂与肢端,使其温暖,发绀即可消失。此点有助于与中心性发绀相互鉴别,后者即使按摩或加温,青紫也不消失。此型发绀又可分为淤血性周围性发绀、真性红细胞增多症和缺血性周围性发绀三种。

(1)淤血性周围性发绀:①病因,如右心衰竭、渗出性心包炎、心包填塞、缩窄性心包炎、局部静脉病变(血栓性静脉炎、上腔静脉综合征、下肢静脉曲张)等。②发生机制是因体循环淤血、周围血流缓慢,氧在组织中被过多摄取所致。

(2)缺血性周围性发绀:①病因常见于重症休克。②发生机制是由于周围血管痉挛收缩,心排血量减少,循环血容量不足,血流缓慢,周围组织血流灌注不足、缺氧,致皮肤黏膜呈青紫、苍白。③局部血液循环障碍,如血栓闭塞性脉管炎、雷诺(Raynaud)病、肢端发绀症、冷球蛋白血症、网状青斑、严重受寒等,由于肢体动脉阻塞或末梢小动脉强烈痉挛、收缩,可引起局部冰冷、苍白与发绀。

(3)真性红细胞增多症:所致发绀亦属周围性,除肢端外,口唇亦可发绀。其发生机制是由于红细胞过多,血液黏稠,致血流缓慢,周围组织摄氧过多,还原血红蛋白含量增高所致。

3.混合性发绀

中心性发绀与周围性发绀并存,可见于心力衰竭(左心衰竭、右心衰竭和全心衰竭),因肺淤血或支气管-肺病变,致血液在肺内氧合不足及周围血流缓慢,毛细血管内血液脱氧过多所致。

(二) 异常血红蛋白衍化物

血液中存在着异常血红蛋白衍化物(高铁血红蛋白、硫化血红蛋白),较少见。

1.药物或化学物质中毒所致的高铁血红蛋白血症

(1)发生机制:由于血红蛋白分子的二价铁被三价铁所取代,致使失去与氧结合的能力,当血液中高铁血红蛋白含量达 30 g/L 时,即可出现发绀。此种情况通常由伯氨喹、亚硝酸盐、氯酸钾、碱式硝酸铋、磺胺类、苯丙砜、硝基苯、苯胺等中毒引起。

(2)临床表现:其发绀特点是急骤出现,暂时性,病情严重,经过氧疗青紫不减,抽出的静脉血呈深棕色,暴露于空气中也不能转变成鲜红色,若静脉注射亚甲蓝溶液、硫代硫酸钠或大剂量维生素 C,均可使青紫消退。分光镜检查可证明血中高铁血红蛋白的存在。由于大量进食含有亚硝酸盐的变质蔬菜而引起的中毒性高铁血红蛋白血症,也可出现发绀,称"肠源性青紫症"。

2.先天性高铁血红蛋白血症

患者自幼即有发绀,有家族史,而无心肺疾病及引起异常血红蛋白的其他原因,身体一般健康状况较好。

3.硫化血红蛋白血症

(1)发生机制:硫化血红蛋白并不存在于正常红细胞中。凡能引起高铁血红蛋白血症的药物或化学物质也能引起硫化血红蛋白血症,但患者须同时有便秘或服用硫化物(主要为含硫的氨基酸),在肠内形成大量硫化氢为先决条件。所服用的含氮化合物或芳香族氨基酸则起触媒作用,使硫化氢作用于血红蛋白,而生成硫化血红蛋白,当血中含量达 5 g/L 时,即可出现发绀。

(2)临床表现:发绀的特点是持续时间长,可达几个月或更长时间,因硫化血红蛋白一经形成,不论在体内或体外均不能恢复为血红蛋白,而红细胞寿命仍正常;患者血液呈蓝褐色,分光镜检查可确定硫化血红蛋白的存在。

三、发绀的伴随症状

(一)发绀伴呼吸困难

常见于重症心、肺疾病和急性呼吸道阻塞、气胸等;先天性高铁是血红蛋白血症和硫化血红蛋白血症虽有明显发绀,但一般无呼吸困难。

(二)发绀伴杵状指(趾)

病程较长后出现,主要见于发绀型先天性心脏病及某些慢性肺内部疾病。

(三)急性起病伴意识障碍和衰竭

见于某些药物或化学物质急性中毒、休克、急性肺部感染等。

第五节　恶心与呕吐

恶心与呕吐是临床常见症状,恶心为上腹部不适、紧迫,欲吐伴以迷走神经兴奋的一系列症状如苍白、冷汗、流涎、心动过缓等;呕吐则是胃内容物甚至部分小肠内容物经食管至口腔再排出体外的症状。恶心多为呕吐的先兆,二者均为一复杂的反射动作,且由多种原因引起。多数为消化系统疾病所致,少数由全身疾病引起,须全面、系统问诊、查体方能做出诊断。反复持续的呕吐尚可引起严重并发症,故应予重视。

一、病因及分类

由于发病机理不完全清楚,恶心呕吐尚无满意分类,一般分为反射性和中枢性两类。

(一)反射性呕吐

1.咽部受到刺激

如吸烟、剧咳、鼻咽部炎症或溢脓等。

2.胃、十二指肠疾病

急慢性胃肠炎、消化性溃疡、急性胃扩张或幽门梗阻、十二指肠淤滞等。

3.肠道疾病

急性阑尾炎、各型肠梗阻、急性出血坏死性肠炎、腹型过敏性紫癜。

4.肝胆胰疾病

急性肝炎、肝硬化、肝淤血、急慢性胆囊炎或胰腺炎。

5.全身性疾病

如肾输尿管结石、急性肾盂肾炎、急性盆腔炎、异位妊娠破裂等。心肌梗死、内耳迷路病变、青光眼、屈光不正等亦可出现恶心呕吐。

(二)中枢性呕吐

(1)颅内感染、各种脑炎、脑膜炎。

(2)脑血管疾病:如脑出血、脑栓塞、脑血栓形成、高血压脑病及偏头痛等。

(3)颅脑损伤:脑挫裂伤或颅内血肿。

(4)癫痫:特别是持续状态。

（5）全身疾病：可能因尿毒症、肝昏迷、糖尿病酸中毒或低血糖累及脑水肿、颅压改变等而导致的。

（6）药物：某些药物可因兴奋呕吐中枢而致呕吐。

二、诊断方法

(一)病史

1.呕吐的特点

先有恶心继而呕吐多为反射性呕吐，由消化系统疾病、药物、中毒等引起；恶心缺如或很轻，呕吐剧烈呈喷射状为中枢性呕吐的特征，多由于颅内高压引起，患者常有头痛、脉缓；精神性呕吐，恶心轻微，呕吐不费力。

2.呕吐的时间

晨起恶心呕吐见于早孕、尿毒症、乙醇中毒及鼻窦炎；晚上呕吐则见于幽门梗阻，呈朝食暮吐特征；餐后即吐、群体发病多为食物中毒；餐后或数餐之后呕吐见于胃潴留、胃轻瘫。

3.呕吐物性质

含隔顿、隔夜食物者提示幽门梗阻，一般不含胆汁；含大量胆汁则梗阻平面多在十二指肠乳头以下或空肠梗阻，量大带粪臭提示低位肠梗阻或胃、小肠结肠瘘；呕吐大量酸性胃液见于活动期溃疡或胃泌素瘤。

4.呕吐伴随症状

伴头痛、眩晕应考虑到颅内高压、青光眼、偏头痛等，伴眩晕者应考虑迷路病变，如迷路炎或氨基糖苷类药物的毒性；伴腹痛者多为消化系统疾病所致，溃疡病、胃炎、肠梗阻等于呕吐后腹痛减轻，而胆囊炎、胰腺炎呕吐后不能缓解；伴腹泻者多为急性胃肠炎或各种原因的急性中毒；伴黄疸、发热及右上腹痛者多为胆道感染所致。

5.其他病史

有神经衰弱症状一般情况尚好者注意精神性呕吐，有腹部手术史者应考虑粘连、梗阻之可能，因其他疾病用药者（抗生素、抗肿瘤药、性激素类等）应考虑到药物的毒副作用，有其他消化道症状如厌食、厌油等应注意病毒性肝炎的黄疸前期。

(二)体征

应注意患者精神面貌、神志状态，疑有中枢性原因者应常规检查眼底有否视盘水肿，有否脑膜刺激征，另外应注意异常的呼吸气味，如肝臭、尿味、丙酮味等，注意有否充血性心力衰竭体征。腹部检查注意有否肝大、脾大、上腹压痛、肠型、蠕动波、振水声以及肠鸣改变。

(三)实验室检查和特殊检查

根据上述资料的分析进行有选择性的、有的放矢的辅助检查,如对颅压升高者涉及头颅 CT、血压等检查;对疑有肝炎者的肝功能检查;早孕的妊娠试验等。

呕吐物的检查应注意量、性状,有否胆汁、血液等,必要时做细菌培养、毒物分析,可能提供重要的病原学诊断依据。

三、鉴别诊断

恶心与呕吐鉴别涉及全身各系统许多疾病鉴别,根据其各自临床特点应无困难,兹不一一赘述。但临床实践中应特别注意器质性呕吐与神经性呕吐的鉴别(表 1-1),前者又应注意中枢性呕吐与反射性呕吐的鉴别(表 1-2)。

表 1-1　器质性呕吐与神经性呕吐的鉴别

鉴别要点	器质性呕吐	神经性呕吐
基本病变	存在	缺乏
精神因素	无	常伴怠倦、失眠、神经过敏、忧郁、焦虑等症状
恶心与干呕	一般较明显	缺乏
呕吐运动	较剧烈、费力	较轻,不费力
与进食的关系	不定	餐后即吐
呕吐量	多	少
食欲	减退	正常
全身情况	差	尚好或稍差

表 1-2　中枢性呕吐与反射性呕吐的鉴别

鉴别要点	中枢性呕吐	反射性呕吐
基本病变	神经系统疾病	消化系统疾病,药物、毒物等
举例	颅内肿瘤	幽门梗阻
发作因素	咳嗽、弯腰等颅压升高因素	溃疡或肿瘤病变加重
恶心、干呕	不明显	明显
呕吐特点	喷射性,量不定	反射性,量偏大或潴留性
伴随症状体征	头痛或眩晕、脉缓、视盘水肿或神经系统异常	腹痛、腹胀胃、肠型或振水声等

四、处理原则

(一)病因治疗

初步判断神经性、器质性疾病的可能性，予以病因治疗。

(二)注意水盐平衡和营养支持

输液、输血，必要时全肠外营养(TPN)或胃造瘘、胃肠营养等。

(三)止吐药

1.抗胆碱能药

本药可阻断迷走神经冲动传入呕吐中枢，可用阿托品、普鲁苯辛或山莨菪碱等。

2.抗组织胺类药物

本药可作用于迷路和化学受体促发带，或抑制 5-羟色胺(5-HT)活性，可用苯海拉明、异丙嗪或赛庚啶等。

3.吩噻嗪类药物

本药主要作用于呕吐中枢，可用氯丙嗪、奋乃静等药。

4.多巴胺受体阻滞剂

本药可使迷走神经兴奋性相对加强而促进胃排空，可用甲氧氯普胺、吗丁啉。

5.西沙必利

本药选择性地作用于胃肠道肌间神经促进胆碱能神经递质传递，促进胃肠蠕动，防止恶心呕吐，应用时应防心律失常。

6.高选择性 5-HT 受体拮抗剂

康泉、恩丹西酮，多用于肿瘤的化学治疗前或治疗中静脉推注或滴注，亦有片剂用于长期罹病的慢性恶心呕吐患者。

第六节 血 尿

血尿分为镜下血尿和肉眼血尿，肉眼血尿是指尿液颜色呈洗肉水色或者鲜血的颜色，肉眼可见；镜下血尿是指尿色肉眼观察正常，经显微镜检查，离心沉淀后的尿液镜检每高倍视野有 3 个以上红细胞。二者都属于血尿。

血尿是泌尿系统疾病最常见的症状之一,大多数由泌尿系统疾病引起,也可能由全身性疾病或泌尿系统邻近器官病变所致。尿的颜色,如为红色应进一步了解是否进食引起红色尿的药品或食物,是否为女性的月经期间,以排除假性血尿;血尿出现在尿程的哪一段,是否全程血尿,有无血块;是否伴有全身或泌尿系统症状;有无腰腹部新近外伤和泌尿道器械检查史;过去是否有高血压和肾炎史;家族中有无耳聋和肾炎史。

一、临床表现

(一)尿颜色的表现

血尿的主要表现是尿颜色的改变,除镜下血尿其颜色正常外,肉眼血尿根据出血量多少而尿呈不同颜色。尿液呈淡红色像洗肉水样,提示每升尿含血量超过 1 mL。出血严重时尿可呈血液状。外伤性肾出血时,尿与血混合均匀,尿呈暗红色;膀胱或前列腺出血尿色鲜红,有时有血凝块。

尿液红色不一定是血尿。如尿呈暗红色或酱油色,不浑浊无沉淀,镜检无或仅有少量红细胞,见于血红蛋白尿。棕红色或葡萄酒色,不浑浊,镜检无红细胞见于卟啉尿。服用某些药物如大黄、利福平,或进食某些红色蔬菜也可排红色尿,但镜检无红细胞。

(二)分段尿异常

将全程尿分段观察颜色。尿三杯试验是用 3 个清洁玻璃杯分别留起始段,中段和终末段尿。如果起始段血尿提示病变在尿道;终末段血尿提示出血部位在膀胱颈部,三角区或后尿道的前列腺和精囊腺;三段尿均呈红色为全程血尿,提示血尿来自肾或输尿管。

(三)镜下血尿

尿颜色正常,用显微镜检查可判断是肾源性或非肾源性血尿。

1.新鲜尿沉渣相差显微镜检查

变形红细胞血尿为肾小球源性,均一形态正常红细胞尿为非肾小球源性。因红细胞从肾小球基膜漏出,通过具有不同渗透梯度的肾小管时,化学和物理作用使红细胞膜受损,血红蛋白溢出而变形。如镜下红细胞形态单一,与外周血近似,为均一型血尿。提示血尿来源于肾后,见于肾盂、肾盏、输尿管、膀胱和前列腺病变。

2.尿红细胞容积分布曲线

肾小球源性血尿常呈非对称曲线,其峰值红细胞容积小于静脉峰值红细胞容积;非肾小球源性血尿常呈对称性曲线,其峰值红细胞容积大于静脉峰值红细胞容积。

(四)症状性血尿

血尿的同时伴有全身或局部症状。而以泌尿系统症状为主,如伴有肾区钝痛或绞痛则提示病变在肾脏,如有尿频尿急和排尿困难则提示病变在膀胱和尿道。

(五)无症状性血尿

未有任何伴随的血尿见于某些疾病的早期,如肾结核、肾盂或膀胱癌早期。

二、常见原因

(一)泌尿系统疾病

肾小球疾病如急、慢性肾小球肾炎、IgA肾病、遗传性肾炎和薄基膜肾病。间质性肾炎、尿路感染、泌尿系统结石、结核、肿瘤、多囊肾、尿路憩室、息肉和先天性畸形等。

(二)全身性疾病

(1)感染性疾病:败血症、流行性出血热、猩红热、钩端螺旋体病和丝虫病等。

(2)血液病:白血病、再生障碍性贫血、血小板减少性紫癜、过敏性紫癜和血友病。

(3)免疫和自身免疫性疾病:系统性红斑狼疮、结节性多动脉炎、皮肌炎、类风湿关节炎、系统性硬化症等引起肾损害时。

(4)心血管疾病:亚急性感染性心内膜炎、急进性高血压、慢性心力衰竭、肾动脉栓塞和肾静脉血栓形成等。

(三)尿路邻近器官疾病

急、慢性前列腺炎,精囊炎,急性盆腔炎或宫颈癌,阴道炎,急性阑尾炎,直肠和结肠癌等。

(四)化学物品或药品对尿路的损害

如磺胺类药、吲哚美辛、甘露醇,汞、铅、镉等重金属对肾小管的损害;环磷酰胺引起的出血性膀胱炎;抗凝药如肝素过量也可出现血尿。

(五)功能性血尿

平时运动量小的健康人,突然加大运动量可出现运动性血尿。

三、伴随症状

（1）血尿伴肾绞痛是肾或输尿管结石的特征。

（2）血尿伴尿流中断见于膀胱和尿道结石。

（3）血尿伴尿流细和排尿困难见于前列腺炎、前列腺癌。

（4）血尿伴尿频尿急尿痛见于膀胱炎和尿道炎，同时伴有腰痛，高热畏寒常为肾盂肾炎。

（5）血尿伴有水肿、高血压、蛋白尿见于肾小球肾炎。

（6）血尿伴肾肿块，单侧可见于肿瘤、肾积水和肾囊肿，双侧肿大见于先天性多囊肾，触及移动性肾脏见于肾下垂或游走肾。

（7）血尿伴有皮肤黏膜及其他部位出血，见于血液病和某些感染性疾病。

（8）血尿合并乳糜尿见于丝虫病、慢性肾盂肾炎。

第二章 内科常用诊断方法

第一节 实 验 诊 断

实验诊断是利用现代医学科学知识,通过物理、化学、生物和免疫学等实验方法,对离体标本如体液(血、组织液、脑脊液等)、分泌物(唾液、胃液等)、排泄物(痰、汗、尿、粪便等)和脱落物(脱落细胞、组织等)进行检查,研究机体的生理和病理性变化,并据以推断病因、发病机制和病情的严重程度,可为确定诊断、制订治疗方案、进行疗效观察及做出预后估计等方面提供实验依据。随着新技术、新方法在实验诊断中的应用,临床检查项目日益增多,敏感性、特异性和准确性也显著提高,并已发展为一门独立的医学学科——实验诊断学。

实验诊断虽然在临床诊断中占重要地位,但由于受标本收集、技术操作和仪器设备等因素的影响,加上个体差异及疾病对实验的反应不尽相同,其结果必须结合临床,予以正确的分析与判断,才能取得有价值的诊断资料。

一、实验诊断的主要内容

实验诊断的主要内容包括以下方面。

(一)临床一般检查

对血、尿、便、痰、骨髓、脑脊液、胸腔积液、腹水及各种穿刺液、分泌物和引流物的常规性检查,包括物理学检查、化学检查及显微镜检查等。

(二)临床血液学检查

临床血液学检查包括贫血的检查、血沉、血型鉴定、白细胞化学染色、白血病免疫分型、出血及凝血机制障碍等检查。

(三)临床生物化学检查

临床生物化学检查包括血电解质和微量元素、血糖、血脂及脂蛋白、血清蛋白质及蛋白电泳、激素及内分泌检查、肝肾功能检查、酶学检查、卟啉和卟啉前体检查、血液酸碱度检查和血气分析等。

(四)临床免疫学检查

临床免疫学检查包括各种免疫功能、临床血清学及病毒性肝炎的免疫学检查等。

(五)临床微生物学检查

临床微生物学检查包括各类致病性及条件致病性微生物的形态、染色、培养、生物化学反应、对药物的敏感性及动物试验等。

(六)临床寄生虫学检查

临床寄生虫学检查包括血液寄生虫、包虫血清学检查、日本血吸虫检查及肠道寄生虫检查等。

(七)临床治疗药物监测

临床治疗药物监测包括毒物检测及药物浓度监测等。

(八)临床遗传学检查

临床遗传学检查主要指染色体检查,包括染色体镜下形态结构的识别检查、核型分析、带型分析等。随着现代科学技术的发展,放射性核素标记、自动化分析仪、电子计算机和激光等技术在实验领域中的广泛应用,疾病的诊断水平有了明显提高,今后实验诊断在医学中将体现出更大的作用。

二、实验诊断的价值

实验诊断是运用基础医学、医用电子学等理论和技术直接为临床医学服务,随着医学模式的转变,实验诊断也增加了为预防医学服务的项目。目前,实验室检查已成为临床诊断不可缺少的依据,对临床诊断和鉴别诊断都具有决定性意义。此外,实验诊断可以帮助了解社会卫生状况及人群健康状况,为制订卫生条例和法规、设置卫生机构等方面提供基础性资料;帮助发现遗传性疾病、传染性疾病及各种潜在性疾病和损害人体健康的各种有害因素;进行流行病学调查和流行病发病趋势的估计;进行食物中毒致病因素的调查等。以上项目都需要进行有关的实验项目才能予以确定。实验诊断对提供个人健康资料也起重要作用,定期健康检查中的实验项目,如血脂检查、肝功能检查、乙型肝炎抗原和抗体检查、癌胚抗原检查及有关项目的实验检查,为个人的健康状况提供重要资料,可作为个人健康和生活指导的依据。

三、标本收集

标本是实验诊断检查的对象,检验结果的准确与否,与采集标本、转送标本及标本的保管是否得当有密切关系。标本采集后应及时送检,尤其排泄物、分泌物和穿刺物等类标本对时间的要求更为严格,不能立即送检时,应对标本做适当处理,如将血清或血浆分离后,置于 4 ℃冰箱内保存等,以避免影响实验结果的准确性。

(一)血标本采集

血液成分受机体代谢和生物钟的影响较大,因此血标本的采集时间一般都有严格规定和要求,如血液化学检查多在空腹采集,空腹血是指采血前应禁食8～12 小时,可在晨起或饭前采血,禁食时间不仅可直接影响测定的吸光度,也可以改变血液成分,影响测定结果。饥饿过度也会影响血液内某些成分的浓度。功能检查如葡萄糖耐量试验等都应按限定时间采集标本;急诊标本则应根据病情需要随时采集标本,如急性心肌梗死时心肌酶的测定等。

血标本依据检查项目不同可分为全血、血浆和血清 3 种。采集全血和血浆标本时,应根据需要加入相应的抗凝剂,如草酸钾和草酸钠,常用于酶学检查以外的各种生化检查,枸橼酸钠常用于血沉检查等。肝素可抑制凝血酶原转化为凝血酶,除某些凝血机制的检查外,应用甚广,采集血标本的容器一定要干燥、洁净,抽血用的注射器内芯也应干燥无水,否则会出现溶血现象,影响检查结果。采集标本做细菌培养时应严格按无菌操作要求进行。

(二)尿液标本收集

尿的性状和成分不仅可直接反映泌尿系统有无器质性或功能性改变,也可反映身体其他系统的病变,如尿胆红素、尿胆素、淀粉酶、糖、血红蛋白测定等。做定性检查时可随时留取新鲜尿液,但以晨起第一次排出的尿最佳,因为此时的尿液较浓缩,比重高,有形成分形态的保持较为完整。进行功能试验时应按项目要求按时留取尿液。留取 24 小时尿液时,标本瓶中应加入防腐剂,如检查细胞、管型等有形成分时,每 100 mL 尿液中可加入 40%甲醛约 0.5 mL,以防止细菌生长。

(三)粪便标本收集

粪便是消化道排出的废物,其主要成分为食物残渣、水分和肠道细菌。消化系统各脏器的功能状态及病变都可影响粪便的性状和组成。检查粪便中有无炎性成分、出血和寄生虫感染等,可判断消化系统的病变状态,协助消化道恶性肿瘤的诊断。采取标本时宜用新鲜排出的粪便,选取有脓、血、黏液等成分的部分。一般检查留少量粪便即可,容器一般用涂蜡纸盒。检查蛲虫时,应于夜间11时左右,用比载片略小的透明胶带或薄玻片由肛门粘取或刮取,贴于玻片上检查。

四、影响实验诊断的因素

实验结果的正确与否对临床诊断极为重要,但在实际工作中,由于多种因素的影响,测得值与实际值有时不完全相符。因此,在应用实验结果时,必须密切结合患者的临床表现和其他资料,正确判断其临床意义。影响实验诊断的常见因素有以下几方面。

(一)非疾病因素的影响

多数实验,尤其是血液化学检查,一般多需要空腹取血,例如,高脂肪饮食后甘油三酯较空腹可升高10倍之多;高糖饮食后血糖迅速升高,3小时后才能恢复正常等。此外,体力活动也可引起血液成分的改变,如轻度活动可引起血糖升高,继之以皮质醇及胰岛素的上升;许多与肌肉有关的酶,如CK、LDH、AST在运动后都可以出现不同程度的增加。

(二)技术误差的影响

实验分析过程是一个复杂的过程,其中任何一个环节稍有误差,即可影响结果的准确性。因此实验室必须有一系列质量控制措施,涉及实验的每一步骤,包括实验方法、对实验干扰因素的控制、试剂质量、标准物质质量、仪器设备的标定、结果计算、人员素质、是否严格按照预定步骤进行操作等。技术误差在日常工作中常难以避免,当医师遇到实验结果与临床表现不符或二次实验结果误差过大时,应及时与化验室联系,必要时进行重复检查,以避免技术误差对实验结果的影响。

(三)药物影响

药物对血液、尿液等成分的影响是一个极其复杂的问题。药物可以使某些物质在体内的代谢发生变化,也可以干扰测定中的化学反应。因此医师在进行某项化验时,必须事先停服某种药物,才能得到准确结果。如应用青霉素,可使 AST 及 CK 升高,频繁注射时,后者可升高达5倍之多。有些药物虽不直接影响反应,但其颜色、理化性质与被测物质接近也能影响结果。细菌培养时常因应用大剂量抗生素而出现假阴性。有些药物损伤组织或脏器引起功能变化,如药物性肝炎及药物性肾功能障碍等,临床医师应予以注意。

(四)止血带对实验结果的影响

止血带的压迫可使静脉扩张、淤血,止血带压迫处液体可由血管内漏出,这些变化都会影响血液成分的变化。如用止血带1分钟血浆清蛋白可增加6%,用止血带3分钟后可使胆红素等成分增加5%或更多,因此在采血时尽量缩短使用止血带的时间。

(五)生理性影响

可以表现为个体自身、个体间、人群和地区之间的差异。这些因素有遗传、生活和环境、时间、性别及月经、妊娠、月经周期等。但它们对检验的影响大小不一,一般只引起正常范围内的波动,这些波动多数有一定规律性,检查项目不同,变化幅度也各有不同,但有时也可超出生理界限。

(六)实验诊断的正常值

实验诊断的首要步骤是判定被检标本的检测值是否正常,为此各项检查都应有判定的标准,即正常范围或简称正常值或参考值。定性试验的结果一般以阴性或阳性反应表示。用物理量表达的试验,其结果必须有明确的数值,一般采用法定计量单位。

机体生理成分的正常值都是通过统计方法得来的,病理性产物或非生理性成分的出现均属异常,故无正常值可言。但随着人们对机体认识的深化,检查方法与手段的改进,以及试验灵敏度的提高,过去认为正常人体内没有的物质或病理性产物,现在发现也有微量存在,从而成为人体固有的生理成分,如某些微量元素、胎儿甲种球蛋白等。

用以区别正常或异常的准则及假设是很重要的,首先要假设所有参加正常值测定的人都是健康者,其次要假设所有试验结果都是正态而非偏态分布。绝大多数项目结果高或低于正常值都有临床意义,少数项目仅单侧(即高或低值)有临床价值。

绝大多数正常人的测定值都在正常值范围内。一般都选用±2SD(标准差)作为正常范围,此范围能包括95%正常人的测定值,还有5%正常人属异常结果,即可高于或低于正常值。

现在所用的正常值都是人群正常值,不是个体正常值,所以有些人的某些项目用人群正常值衡量可能低于正常范围,但对某些个人来说并非异常,在个人连续健康检查或日常检查中可获得相应项目的个人正常值,用它衡量此人患病时的检查结果,其临床意义更为确切。

临床上常出现略高或略低于正常值的结果,它可能属于5%的正常人,也可能是异常值,称为限界值。判定其意义时,首先应排除技术误差、标本处理不当、生理过度影响和药物干扰等因素,然后再分析其临床意义,这对及时发现早期、隐匿型及潜伏期患者很有意义。

五、实验诊断的发展及趋势

近代医学发展十分迅速,基础医学尤其是免疫学及分子生物学一系列突破性的进展已在临床医学领域产生了深刻的影响。随着科学技术的飞速发展,实验诊断方法的改进和设备更新的速度很快,实验诊断学的内容不断充实、拓宽和深化。实验诊断总的发展方向是检测准确、快速、简便和实用,目前已具有以下几个主要特点。

(1)以自动化检测取代手工操作,现在多数仪器都由微机控制,编有固定或可变程序,不但精密度、准确度均进一步提高,且工作效率快捷,能满足日益增长的临床需要。

(2)普遍实现了微量化检测,用很少标本便可获得众多的参数。

(3)一些近代技术如分子生物学的 PCR、基因诊断及流式细胞术等均已用于实验诊断领域。

(4)仪器专业化,检验组合配套。根据临床工作需要,将有关的项目组合配套,已设计出专业性较高的检测仪器。如血细胞检查仪能将血细胞检查的主要项目一次测出,最多可达 20 余项。自动生化仪能将 24～32 项生化项目一次测出,极大地减轻了实验室的工作负荷。

(5)普遍建立了质量保证制度,使检验质量经常处于客观监测状态,同时不断提高检验人员的素质,保证检验质量。今后我国将分别使用更为先进的检验方法与国际接轨。

第二节　超声诊断

超声诊断是利用超声在人体各种组织内的传播特性不同,在其接触面(又称界面)上产生反射,形成各种回波图像,根据图像的特征对生理、病理情况做出判别的诊断方法。超声诊断无损伤,检查方便,图像直观,诊断快速,深受临床医师和患者的欢迎。20世纪80年代以来,随着电子技术的发展和仪器的不断改进,特别是B型灰阶超声的问世,使超声显像技术得到很大提高,在临床上发挥了更大作用,成为现代化医院中必不可少的诊断手段。目前,超声显像与包括计算机体层扫描在内的放射学检查、放射性核素扫描和磁共振成像被认为是现代医学的四大影像诊断技术。

目前,各类具有先进水平的超声显像仪,普遍采用了振幅灰阶编码技术、数字扫查转换器和电子动态聚焦系统等新技术,加快了成像速度,改善了分辨率,使图像质量大为提高。其他新型的超声成像系统如C型、F型、D型的显示技术,超声CT,电视显示超声透视机,超声全息显像也相继出现。

一、超声诊断原理

超声是频率在20 000 Hz以上,超过人耳听阈的声波。超声诊断是利用超声的某些物理特性,使用不同类型的仪器,通过信号检验方法,用波型、曲线或影像形式显示出来,以诊断人体器质性及某些功能性疾病。目前常用的是反射法,主要依据超声的良好指向性和与光相似的反射性、折射性及多普勒效应等物理特性,将超声发射到体内,当其在组织中传播,遇到声阻抗不同的界面时,即发生反射。由于各种正常和疾病组织、器官对超声的吸收、界面形态和活动状态的不同及超声在液体、固体及气体介质中,由于传播速度不同,所产生的反射规律也不同,反射的"声能"也各异,在断面图像上形成明暗不同的回声区域。对这些由超声反射构成的图像,结合生理学和病理学知识,进行分析,即可对疾病的部位、性质和它引起的功能障碍做出判断。所以超声诊断的原理就是超声利用界面声反射成像的原理。界面反射是超声诊断的基础。超声诊断所用的频率一般为1~10 MHz。小于1 MHz的超声波,其波长较长,分辨率较差,不能用于诊断。从理论上讲,频率越高,波长越短,分辨率越好,对疾病诊断更有利。但由于频率越高,超声波在组织内衰减越大,不利于作深部组织检查。此外,发射频率由探头晶体厚度决定,频率越高,晶体愈薄,以目前普遍采用的压电陶瓷作晶体,很难做出超过 10 MHz 的探头。超声诊断常用频率只有 2.25 MHz、3 MHz、3.5 MHz、5 MHz 和 7.5 MHz 等几种,此时在软组织中超声的波长为0.2~0.7 mm。超声在介质中传播时本身携带能量。声强的大小对超声诊断极为重要。只有当超声强度很小时,它对人体才是安全的;当超声强度超过一定限度时,它对人体组织也会产生损害。目前国际上对超声诊断的安全阈值剂量尚未获得一致认识,但一般认为小于10 mW/cm² 的诊断超声强度对人体是安全的。

二、超声诊断仪器分类

超声诊断仪的型号很多,但基本可以分为 A 型、B 型、M 型和 D 型四种。

(一)A 型超声诊断仪

A 型超声诊断仪为振幅调制型。用单晶片探头产生单条声束在人体组织中传播,遇到声学界面所产生的一系列反射回声,在示波屏时间轴上以振幅高低表达,示波屏 X 轴表示人体组织的深浅,Y 轴表示振幅的高低,即界面反射的强弱。A 型超声诊断仪主要依据波幅高低、波形、波的密度和活跃度作为诊断疾病的基础。A 型超声诊断仪属于一维显示,不能形成直观图像,只可用于探测界面距离、脏器径值及病变的物理特性。现除了用于胸腔积液、腹水定位的诊断外,已基本被 B 超诊断仪所取代。

(二)B 超诊断仪

B 超诊断仪是目前临床应用最普遍的超声诊断仪,是从 A 型超声诊断仪的基础上发展起来的,为辉度调制型,即以不同辉度的光点表示界面反射信号的强弱。反射强则亮,反射弱则暗。声束顺序扫描(线形或扇形扫描)脏器时,反射光点群按次序分布成切面声像图,故可显示脏器的二维切面图像。当成像速度大于每秒 24 幅时,即可显示脏器的活动状态,称为实时显像。B 超诊断是目前临床应用最广的超声诊断法,几乎涉及临床所有学科,用于肝、脾、胆、胰、胃肠、肾、肾上腺、膀胱、前列腺、女性生殖系统、腹腔和腹膜后等部位疾病的诊断;颅脑、眼及眼眶、颌面、颈部、甲状腺、咽喉、乳腺、纵隔、胸膜、肺及头、颈、胸部疾病的诊断;先天性心脏病、风湿性心脏病、冠心病、心肌炎等心血管疾病的诊断。

(三)M 型超声诊断仪

M 型超声诊断仪是在 A 型超声诊断仪基础上改造而成的一种用于诊断活动器官的超声诊断仪,为活动显示型,也属于辉度调制型。在 B 超扫描加入慢扫描锯齿波,使反射光点从左向右移动扫描。在 M 型显示中,X 轴为光点慢扫描时间,可显示一段时间内的超声及其他生理参数的曲线,Y 轴代表声束传播的深度和组织活动的幅度。从光点的移动可观察被探测物体的深度及活动状况,主要用于心脏及大血管的探查,称为 M 型超声心动图。M 型超声诊断仪于20世纪 60 年代开始应用于临床,70 年代初在临床普及,对各种心脏疾病,尤其是心脏瓣膜病具有重要临床诊断价值。

(四)D型超声诊断仪

D 型超声诊断仪是各种超声多普勒诊断仪的总称,都利用多普勒效应,显示探头与被探测物体之间相对运动产生的多普勒频移。当声源和接收器之间发生相对运动时,接收器接收到的声波频率与声源发射频率之间存在一个频率的偏移,简称频移,这种现象称为多普勒效应。在对人体做超声检查时,血液中红细胞的散射构成了超声多普勒频移信号的主要组成部分,血流方向朝向换能器时产生正性频移,即频移向上,当血流背离换能器而去时,产生负性频移,频移向下。这就是各种 D 型诊断仪的基本原理,主要有具有距离选通功能的脉冲式多普勒和不具备距离选通的连续多普勒两种基本方式。D 型超声诊断仪主要用于心脏、大血管及脏器内血管的血流动力学状态的检测,特别适合于观察瓣膜病及先天性心脏病的反流及分流情况。

(五)彩色多普勒血流显像仪

彩色多普勒血流显像仪(CDH)是 20 世纪 80 年代中期发展起来的新型超声多普勒诊断仪,其最大特点在于探头在扫描时,不断从每条声束线的多个水平提取多普勒频移信息,经过彩色编码处理,在显示器上显示二维彩色多普勒血流图像。通常将血流色彩规定为朝向探头方向的血流为红色,背离探头方向的血流为蓝色,以色彩的亮度来表示速度的大小,而以红蓝混合的杂乱色彩表示血流出现湍流时血流方向的不一致。因此,它可以实时显示血流信号的空间信息,对于奇异方向和多个部位的血流异常具有独特的诊断能力。进行彩色多普勒血流显像检查时,借助二维超声图像,可观察心脏解剖结构,了解腔室大小、血管走向、瓣膜形态及连续关系等,通过彩色多普勒图像可观察心内血流的方向、速度、有无反流与分流等,两者互相结合,图像直观,检查快速易行,结果比较可靠,其准确率甚至可高于心导管检查。

除上述五种超声诊断仪外,还有超声电子计算机体层成像(US-CT)、超声显微镜和超声全息照相等多种新的超声成像设备正在研制或发展过程中,其中与

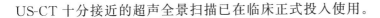

US-CT 十分接近的超声全景扫描已在临床正式投入使用。

三、介入性超声

介入性超声是指在实时超声引导下,将穿刺针、导管等插入体内,或将特殊探头置入体内进行各种诊疗操作。这项技术经历了 20 多年的反复研究和实践,形成了现代超声医学的一个新分支。由于该技术具有安全、简便、效果好、费用低、不受放射线辐射影响等优点,迅速普及,在临床各种疾病的诊治中占有重要位置。

介入性超声与介入性放射学科有着密切的联系。在目前临床开展的介入性放射学项目中,部分可由介入性超声替代,部分则可由两者配合完成,互相取长补短。

(一)介入性超声

在临床上可分为以下几类。

1.超声引导下经皮穿刺

这类技术在临床上应用的时间最久,范围也最广,其中许多项目已经普及,即应用实时超声特制的探头,直接在超声监视下,将穿刺针从探头缝隙中,经皮肤向各种脏器和组织进行穿刺,吸取细胞或组织进行诊断。

2.体腔内超声

体腔内超声起初应用于泌尿系统疾病检查,如经直肠的前列腺和经尿道的膀胱超声检查等。目前,除上述两项检查外,还有经食管、经胃和十二指肠、经阴道及经血管腔等多种途径。进行这几种体腔内超声检查时,由于可以将超声探头通过体腔,直接放在病灶处,减少了周围脏器的干扰,分辨率高,从而提高了超声的诊断水平,同时也可在超声引导下,进行穿刺诊断。

3.手术中超声

手术中超声在神经外科、泌尿外科和心胸外科的应用较多,其中主要特点为可准确定位、穿刺或活检,确定病灶的位置、范围、与周围血管或脏器的关系,以利于手术的顺利进行。

4.子宫内胎儿介入性超声

对围产医学、计划生育有重要作用。

(二)介入性超声诊断

目前已经广泛应用于临床,几乎与所有临床学科有关,涉及的主要学科有内科、外科、妇产科、小儿科等。在内科领域方面主要应用于以下目的。

1.为实验室检查获取标本

如超声引导下的心包穿刺、心包活检和心包胸膜开窗术,对部分心包炎、心包肿瘤的病因和病理诊断有重要意义;心内膜心肌活检可对确定心内膜、心肌病变提供临床参考;超声引导下细针穿刺对胃肠肿块的确诊具有很高的实用价值,对内镜检查有困难的中晚期胃肠道肿瘤患者也是一种较为理想的获取病理诊断的方法;对于回盲部及升结肠病变,纤维肠镜往往难以达到其位置,超声导向则不受上述因素限制,能迅速做出诊断。

2.开展各种造影

如左心系统声学造影诊断心内左向右分流有较高的敏感性和特异性,尤其对小的室间隔缺损的确诊有较高价值;从主动脉根部注入声学造影剂进行心肌灌注造影对诊断冠心病也有一定意义;超声导向经皮经肝胆管穿刺、门静脉穿刺和经皮肾盂穿刺,注入造影剂进行 X 线造影检查等。

3.获得高分辨率的声像图

通过各种体腔内探头或术中超声,显示更清晰的超声图像和体表探头不能检出的病变,如通过食管探头显示左心耳的附壁血栓和主动脉夹层动脉瘤,通过血管内超声,可清楚显示血管壁的微细病变,包括管腔的形状与大小,管壁厚度与病理特征,还可用于动脉粥样硬化斑块的显像及构成成分分析;将导管插入心腔内的不同水平,可获得高清晰度的显像,用以观察心内膜、心瓣膜等疾病及心腔内起搏器的情况等。目前,血管内超声的应用仅限于诊断,尚不能同时进行治疗。

心肌造影超声心动图(MCE)是一种将常规二维超声心动图与声学造影剂相结合而产生的一种检测心肌微循环的新技术,与血管内超声(IVUS)、经食管超声(TEE)、三维超声(3DE)、组织多普勒显像(TDI)等一样,是近年来心脏超声研究领域中发展异常迅速的课题之一。同时 MCE 用于冠状动脉疾病的诊断,既是声学造影史上又是冠状动脉疾病诊断方法学上的重大进步。

目前超声诊断已普及全身各个系统,为现今临床诊断最常用的无创性检查手段。今后超声诊断随着现代各种技术的相互渗透和促进,必将有更新的发展。

第三节 影像诊断

医学影像学包括传统的 X 射线诊断学、计算机体层扫描(CT)、磁共振成像(MRI)、数字减影血管造影(DSA)和介入放射学等。这些新检查技术的应用,使人体器官和组织的影像更为精细,使疾病的诊断水平有了空前的提高。现代医学影像诊断技术在临床工作中已越来越受到广大医务工作者的重视,并且已成为一种不可缺少的、极为重要的诊断手段。

一、X 线诊断

X 线诊断是利用 X 线的特性,通过透视或摄影的方法,使人体内部结构或器官在 X 线荧光屏或胶片上形成影像,从而了解人体解剖和生理功能状况及病理变化。X 线诊断在影像诊断学中应用最早,传统的 X 线检查曾对临床疾病的诊断起过重要作用,并一直沿用至今。

X 线检查可分为一般检查、特殊检查和造影检查 3 种。一般检查是 X 线检查中最基本的检查方法,包括透视和摄影,在临床上应用最多。透视应用最广的部位是胸部和胃肠道,其次应用于大的骨折、脱臼及异物的检查等。目前,X 线透视利用影像增强器已可在亮室内进行,若加上 X 线电视系统可做电视透视。X 线摄片是临床使用的重要检查方法之一,可用于人体各个部位,常用的体位有正位、侧位,必要时还可采用斜位、前弓位和切线位等,以充分显示病变。摄影能显示人体的细微结构和厚而致密的组织。数字化摄影是照相经电子计算机处理后,再将图像用多幅照相机照到胶片上,显示的图像层次比普通 X 线照片多,但设备价格昂贵,目前尚未能在临床广泛使用。特殊检查包括断层摄影、荧光缩影、放大摄影、高千伏摄影及记波摄影等。造影检查是把造影剂注入所要检查的器官或其周围,使之产生对比显影,以达到检查和诊断的目的。

X 线检查目前仍在临床广泛使用,对疾病的诊断起重要作用,但传统的 X 线检查对人体病理变化的反应不够灵敏,对体内各种组织的密度分辨力较差,对内脏肿瘤的发现受一定限制。此外,常规 X 线检查只能显示脏器的纵轴平面投影,不能做横轴的平面投影,对较小的肿瘤、轻度炎症、组织水肿及少量出血等常不能清楚显示。X 线诊断是以 X 线影像为根据的,因此 X 线照片的质量应合乎要求才能做出正确诊断。阅片时对所见的 X 线表现首先应确定其为正常、正常变异或病理异常。如为病理异常则应明确其解剖部位和病理性质,做出相应的X线诊断。值得注意的是,影像学表现只是体内病理改变在照片上的反映。有时不同的病理改变可有相同或类似的影像学表现,所以在作X线诊断时一定要密切结合临床,才能做出正确的诊断。

二、计算机体层摄影

计算机体层摄影(CT)是电子计算机技术和X线扫描技术相结合的一种影像学诊断方法,基本原理是当X线通过人体某一层面时,部分光子被吸收,X线强度因而衰减,剩余的光子被位于人体对侧的探测器吸收,探测器将所接收的光信号转换为电的信号,输送到电子计算机进行运算处理,获得每个像素的线性吸收系数,然后重建图像,由阴极射线管显示出来,供医师分析诊断。

自从1971年世界上第一代CT机问世以来,其发展非常迅速,近年来,由于CT机的设计、制造、软件功能及X线技术的快速发展,CT扫描无论从速度、分辨率等方面均在明显提高,近年来还出现了三维成像、螺旋扫描等新技术,从而使CT的应用范围更加广泛。

根据采用X线束、探测器、扫描方式和所需扫描时间长短的不同,CT可被划分为第1~5代的不同机种。第一代和第二代CT用于头颅照射,它们扫描所需时间分别为5分钟和1分钟。第三代以后的CT可应用于全身照射,所需扫描时间第三代为10秒而第四代为1秒。为了提高心血管检查的效率,现在又设计出第五代CT,又称心血管CT,此机可在1秒时间内得到17~20个图像,适用于心血管动态扫描。

CT图像具有比常规X线照片高10倍以上的密度分辨率,可以反映出普通X线检查看不到的病变。例如,普通X线照片不能显示脑内出血灶,在CT图像上却可显示出来。临床上往往不易区分的脑出血或脑梗死,CT也可明确鉴别出这两种疾病。CT对颅脑其他疾病也有较高的诊断价值,诸如外伤、感染、脑血管疾病、先天畸形、肿瘤等,CT均为首选的检查方法。对肝、胰、脾、肾等实质脏器疾病,特别是占位性病变,CT也有较高的阳性诊断率,若与B超检查配合使用,可达到更高的诊断率。CT对五官、盆腔、脊柱、四肢、纵隔等部位疾病的诊断也有其独到之处;对肺及胃肠道疾病的诊断也可起到补充作用。

CT的特殊技术包括以下几项。

(一)增强扫描

扫描前静脉注射有机碘制剂(如泛影葡胺),药物可通过血液循环到达病变部位,增加了病变部位血管和周围组织的对比度,使病变的显示更为清晰。

(二)动态扫描

观察造影剂在组织内的变化情况,有助于鉴别诊断。

(三)高分辨率薄层扫描(HRCT)

常规 CT 由于层面较厚部分容积效应的干扰,某些征象显示不够清楚,而高分辨率薄层 CT 的层面较薄,可以利用原有的投影数据,用特殊程序,重建出局部高分辨图像,常用于肺部微小结节的显示,并可辨认肺小叶的核心结构和间隔结构。

(四)超速 CT(UFCT)

近年来,UFCT 的出现为我们提供了早期检测冠心病的无创性方法。

(五)CT 造影

在某些传统造影技术操作,如胆管、泌尿道、脊髓、脑室等造影后,再进行 CT 扫描,可以进一步提高诊断率。

(六)介入性 CT

介入性 CT 即在 CT 引导下进行穿刺、引流及活组织检查等介入性诊断。

(七)电子束 CT(EBCT)

电子束 CT 是继螺旋 CT、MRI 之后又一新型医学影像系统,是目前世界上最快的断层扫描装置。EBCT 在心血管病的诊断中具有很大潜力。

CT 的发明是医学史上,特别是影像诊断学上有划时代意义,很快推广使用到全身各个系统。CT 机的不断改进,使扫描时间缩短,扫描层厚度不断变薄,影像越来越清晰。技术本身目前基本已达到成熟阶段,将来的发展主要在简化结构、降低成本上下功夫,使 CT 成为现代化医院不可缺少的常规影像学检查设备。

三、磁共振成像

磁共振成像(MRI)又称核磁共振成像术,是利用人体组织中某种原子核的磁共振现象,将所得的射频信号经过电子计算机处理,重建出人体某一层面的图像,并据此做出诊断。磁共振成像对器官及组织影像的对比度和敏感性比 CT 高,可显示一些在 CT 上不能显示的病变,如肝癌周围的子灶、脑白质轻度变性、较小的脑肿瘤等。对神经系统和血管系统疾病的诊断也比 CT 略胜一筹,因此在临床上常使用于以下情况。

(一)头部

MRI可清晰分辨脑灰质和白质,对多发性硬化等一类脱髓鞘病的显示较CT清楚,但对脑外伤、脑出血、脑梗死、脑肿瘤等的显示与CT类似。硬膜下血肿、脑梗死或脑肿瘤的早期,MRI的显示优于CT,但MRI对钙化和脑膜瘤的显示不好。脑干及小脑病变的显示,MRI图像没有伪影,是首选检查的方法。

(二)脊柱

MRI不需要造影剂即能清晰区分脊髓、硬膜囊和硬膜外脂肪。MRI对肿瘤、脊髓空洞症、脱髓鞘病变等疾病均有较高诊断价值,对脊椎外伤引起的骨折或脱位,MRI的显示不如常规X线片或CT,但能较好地观察脊髓损伤情况。MRI显示椎间盘也较好,可以分辨纤维环和髓核,特别是矢状面图像,可以同时显示多个椎间盘突出。

(三)四肢

骨皮质为无信号区,骨髓腔在T_1加权像上为高强信号。MRI对骨质本身病变显示不如X线片或CT,但对软组织及肌肉病变、肿瘤及炎症都能清晰显示,特别对早期急性骨髓炎,MRI是一种灵敏度很高的检查方法。此外,MRI也是检查膝关节半月板病变的首选方法。

(四)盆腔

对直肠及泌尿生殖系统的检查,MRI优于CT。MRI无辐射损害,特别适用于孕妇及胎儿检查。

(五)肺部

MRI对肺部的检查不如常规胸部X线片及CT,但对纵隔的检查则优于CT,MRI不需要使用造影剂即可对纵隔和肺门部位的血管和肿大淋巴结做出鉴别。

(六)心血管

MRI采用心电门控技术,可显示心肌和心腔病变,还可计算出一些心脏血流指数,是很有价值的心血管检查技术。在后天性心脏病方面,MRI可对急性心肌梗死和慢性心肌梗死做出鉴别,并可显示残余的正常心肌,可帮助确定能否做冠状动脉搭桥手术。MRI可以准确地判断有无肥厚性心肌病,病变的范围和程度,对充血性心肌病可显示心室扩大程度,并可发现肥厚性心肌病的某些变异类型。MRI 还能对心包膜增厚及少量心包积液做出判断,并能区分血性还是其他成分的液体。心电门控 MRI 不用对比剂即可清楚地显示主动脉的解剖结构、病变大小和范围,有无血栓、管腔扩张或狭窄及与邻近血管的关系,可以完全取代 B 超显像和 CT。心电门控 MRI 对先天性心脏病解剖畸形的诊断率已达 80% 以上,而且能够对左向右分流的先心病提供生理性信息。但 MRI 瓣膜病变的分辨率仍不够理想,因此瓣膜病变(如关闭不全)仍需主动脉造影或左室造影。

(七)腹部

腹部 MRI 主要用于肝、胰、脾、肾等实质脏器,但其总体效果不如 CT。

在磁共振成像时,脂肪组织呈白色强信号,而血管图像由于有血液流空效应呈现黑色低信号,因而它能全面地观察病变与其周围的关系,明确其范围。目前,MRI 存在的问题是扫描时间长。进一步提高成像速度,并获得更为大量的信息是今后需要探讨的问题。

磁共振血管造影(MRA)是磁共振发展的又一个里程碑,但由于磁共振成像技术中尚存在着血液流动的涡流和湍流,易造成信号丢失,在评价其结果时可导致扩大狭窄程度,所以目前仅被用于随诊待查或病例筛选。磁共振频谱(MRS)、频谱成像(MRSI)、弥散加权成像(DWI)和灌注成像(PI)的研究虽有进展,但还未普遍应用于临床。

四、数字减影血管造影

数字减影血管造影(DSA)是由电子计算机进行影像处理的 X 线诊断技术,是电子计算机与常规血管造影相结合的数字减影的血管造影。它把血管造影的影像数字化,通过数字化处理、再成像等过程显示血管系统。减影像是指把没有注射造影剂的图像与有造影剂的图像相减后所得的图像,减影过程是图像经模-数转换器数字化后在电子计算机内进行的,减影相数字化后,数-模转换器把数字信号变成模拟信号,在输入监视器屏幕上出现实时图像。

常规血管造影具有操作简便,成功率高,受检者痛苦较少,并可通过导管到达全身任何部位的血管,从而能进行选择性血管造影等优点。但常规血管造影的创伤性较大,需要注射较多量浓度较高的造影剂,胶片的消耗量也较大,且不能进行实时显示,对老弱者及小儿仍有禁忌。

DSA 的主要优点是可以直接通过肘静脉注射造影剂,造影剂经过上腔静脉到右心,然后经过肺内小循环至左心室,再到全身循环。造影剂也可经导管法输入,导管可经肘静脉或股静脉插入,然后将导管顶端置于上、下腔静脉或右心房内注入造影剂。由于采用了电子增强技术和计算机处理,可以使四肢末梢动脉及腹腔动脉显影。目前,DSA 已从静脉法进一步发展到动脉插管法,即经股动脉或腋动脉插入导管,将导管顶端置于主动脉或靶血管注入造影剂。此外,还可将导管插入有关心腔内注入造影剂做心腔造影。由于动脉法造影图像的清晰度一般优于静脉法,所以在临床上应用较多。与常规血管造影相比较,DSA 的对比度分辨率较高,造影剂浓度达到 5% 即可显影,而常规血管造影时,造影剂的浓度要达到30%~40%时才能显影,因此减少了用药量和患者的不良反应;DSA 可减少血管以外的背景,尤其使与骨骼重叠的血管能清楚显示;DSA 由于造影剂用量小,浓度低,可选用较细的导管,损伤小,比较安全,对肝、肾功能的影响也较常规血管造影为少。此外,DSA 可节省时间,甚至可不需住院,在门诊进行检查。

DSA 的不足之处是移动伪影较多,伪影来自患者的不自主动作,如吞咽、呼吸、心跳、血管搏动、肠蠕动等均可导致伪影,影响减影效果。此外,DSA 对较小血管的显示尚不及常规动脉造影清晰,但至少可以作为常规动脉造影的筛选性检查,并可代替相当一部分常规血管造影。DSA 的发展方向是达到和超过常规动脉造影的分辨能力,减少造影剂用量,减少对患者的辐射性损伤。

第三章 内科常用治疗技术

第一节 氧气疗法

氧气疗法(简称氧疗)是各种原因引起的急性低氧血症患者常规和必不可少的治疗,有着纠正缺氧、缓解呼吸困难、保护重要生命器官的功能,有利于疾病痊愈。

低氧血症是肺心病发生和发展的一个重要影响因素,如果长期的低氧血症得不到纠正,持续的肺血管痉挛和肺动脉高压可使肺小动脉肌层肥厚、内膜纤维增生、管腔狭窄,加上肺毛细血管床大大减少,肺循环阻力增加,肺动脉压力持续和显著升高,右心负荷增加,最终导致右心衰竭。

夜间氧疗试验(NOTT)和医学研究协会(MRC)的研究结果显示:长期氧疗(LTOT)是影响慢性阻塞性肺疾病(COPD)发展最重要的因素之一。持续家庭氧疗可延长 COPD 患者的寿命,所延长寿命的时间与每天吸氧时间相关。其他长期氧疗的效果包括可减少红细胞增多的发生(与降低碳氧血红蛋白水平有关,而不是改善动脉血氧饱和度的结果)、降低肺动脉压力、改善呼吸困难、改善睡眠、减少夜间心律失常的发生。氧疗增加运动耐力,其主要机制是在同样工作负荷下减少每分通气量,因而氧疗延迟了通气受限的发生;提高动脉氧分压,使氧输送能力增强、逆转了低氧血症引起的支气管痉挛;增加了呼吸肌对氧的摄取利用。总之,COPD 急性加重期吸氧具有挽救生命的作用,慢性呼吸衰竭患者长期氧疗可延长寿命。

一、氧疗的生理机制

为了明确氧疗的机制,首先要了解低氧和低氧血症的病理生理。长期氧疗的目的是纠正低氧血症,而又不引起高碳酸血症酸中毒,且有利于提高患者的生存率、改善生活质量、预防肺心病和右心衰竭的发生。总之，纠正低氧可保持生命器官的功能。

氧分压（PaO_2）由 3 个因素决定：①吸入氧浓度（FiO_2）；②肺泡通气量（VA）；③肺弥散功能与通气/血流比。高原地区的 FiO_2 减少、肺泡通气降低和心肺疾病引起的肺弥散功能和通气/血流（V/Q）分布异常时均可产生低氧血症。氧疗可提高 FiO_2，但是否能提高 PaO_2，很大程度上与肺弥散功能和通气/血流比异常的程度有关。其他可影响氧疗效果的因素有：肺不张、低氧性的肺血管痉挛，或两者引起的 V/Q 失衡、通气减少等。输送氧到组织依赖于心排血量、机体脏器灌注和毛细血管情况，血液的氧输送量由血红蛋白浓度和血红蛋白对氧的亲和力来决定，血 pH、PCO_2 和 2,3-二磷酸甘油水平会影响氧的这种输送能力，氧输送能力可因碳氧血红蛋白水平增高而降低。

(一)呼吸系统效果

氧疗可使气道阻力减小，而每分通气量（VE）和平均吸气流速均与 $P_{0.1}$（作为呼吸驱动的指标）有关。患者于运动时吸氧，呼吸肌运动较弱时就能满足机体对氧的需求，因而运动耐力有所提高。正常人吸 40% 的氧气即可减少通气和膈肌疲劳肌电图信号，并伴有疲劳程度的降低。在 COPD 患者中，氧疗也可使膈肌疲劳及反常腹肌运动的肌电图信号延迟。

(二)血流动力学效果

正常人予以氧疗可以使心率下降，COPD 患者也有同样的现象。这种心率下降与心排血量增加有关。有一些 COPD 患者还表现有左室射血分数的增加。

氧疗还可减少夜间血氧饱和度（SaO_2）的降低，使夜间肺动脉压降低。FiO_2 增加，使肺血管扩张，因而可改善 COPD 的预后，如肺动脉压降低超过 0.7 kPa（5 mmHg），则 COPD 患者的预后较好。

(三)组织氧的改善

正常人运动时，做功量一定的情况下，低氧与每分通气量（VE）增高和血乳酸水平增高相关，因此氧疗可减少动脉乳酸水平，二氧化碳排除和 VE。限制性肺部疾病患者氧疗后也显示有血乳酸水平降低，反映了组织氧供的改善，这是由于动脉血氧含量增加所致。

(四)神经精神的改善

许多有低氧血症的 COPD 患者除了有肺、心血管功能异常外，还有脑部的损害。长期慢性缺氧使患者注意力不集中、记忆力和智力减退、定向力障碍，并有头痛、嗜睡、烦躁等表现。神经精神症状的轻重与慢性低氧血症的程度有关。吸氧可使 COPD 患者的神经精神功能有所改善,这个现象提示纠正组织缺氧对于改善精神状况非常重要。总之,长期氧疗可改善大脑的缺氧状态,减轻神经精神症状。

(五)血液系统的效果

氧疗可逆转继发性的红细胞增多症及延长血小板存活时间。

二、氧疗的肺康复作用

肺康复治疗中提倡便携式和家庭氧疗处方。长期氧疗的作用主要体现在以下几方面。

(一)增加运动耐力

无数研究表明,当呼吸不同浓度的氧气时,低氧血症患者的运动耐力有所增加,运动耐受时间延长。有人认为携带便携式氧气设备的额外做功可抵消氧疗的作用,但也有研究表明,尽管增加了携带氧气设备的做功,但仍能从氧疗中获益,且随着氧流量增加,则这种益处会相应增加。

(二)症状改善

氧疗对周围化学感受器张力有重要的作用。由于提高了 PaO_2,减少了颈动脉体的刺激,因而减轻了 COPD 患者的呼吸困难,在正常个体也是这样。

疲劳症状的改善与前述对神经精神的作用有关,氧疗更大的益处可能是由于增加了患者的活动能力,使其能更加主动地参加锻炼、减轻抑郁。

(三)纠正低氧血症和减缓肺功能恶化

氧疗后大多数患者动脉血氧分压明显升高,而没有出现二氧化碳潴留。研究结果发现,夜间氧疗可维持动脉血氧饱和度在 90% 以上,睡眠时动脉二氧化碳分压仅轻度增加,且这种轻度增高无重要意义。氧疗可延缓肺功能的恶化,氧疗后正常人第 1 秒用力呼气容积(FEV_1)降低值为每年 18~35 mL,COPD 患者 FEV_1 下降值为50~90 mL。

(四)降低肺动脉压和延缓肺心病进展

长期氧疗可降低肺动脉压,减轻或逆转肺动脉高压的恶化。对肺动脉的改善作用受以下因素的影响。

1.氧疗的时间

每天氧疗的时间越长,肺动脉压的改善越明显。

2.肺动脉压的水平

长期氧疗对轻、中度肺动脉高压效果更好。

3.个体差异

对缺氧及氧疗的反应存在着个体化差异,每天吸氧15个小时以上能纠正大多数重症COPD患者的肺动脉压的恶化。

因此可以肯定,长期氧疗能稳定或阻断肺动脉高压的发展,一部分患者可缓解肺动脉高压。

长期氧疗还可使血细胞比容减少、血液黏稠度降低及使心、肺供氧增加,进一步改善心功能,延缓肺心病的发展。COPD患者在氧疗4～6周后始出现血细胞比容降低,且氧疗前血细胞比容越高(≥0.55)者,疗效越好。

(五)提高生存率及生活质量

有一研究对COPD长期家庭氧疗患者进行了5年的随访发现,氧疗组每天鼻导管吸氧至少15个小时,病死率为45%,而非氧疗组为67%。可移动式氧疗能使患者增加身体锻炼的机会,从而打破了慢性呼吸疾病患者由于不能运动而形成的恶性循环,可更好地改善生存率,并提高生活质量。

三、氧疗的临床指征

急性低氧血症患者常规予以吸氧治疗,吸氧的方式依病情而定,此为住院患者综合治疗的一部分。

长期氧疗(LTOT)非常昂贵,因此氧疗处方必须有充分的临床依据。不同的国家有不同的 LTOT 处方标准。因有不同的供氧和输送方式,故标准也不同。

目前仅有 COPD 患者的氧疗标准,但一般认为这些标准也适用于其他肺部疾病引起的慢性低氧血症患者,如囊性纤维化、继发于间质性肺炎和慢性肉芽肿性疾病的肺纤维化,严重的限制性肺部疾病。

LTOT 是依据患者在海平面上呼吸室内空气时出现慢性低氧血症,测定其动脉血气值和脉搏血氧饱和度值来确定的。

(一)家庭氧疗处方

几个国家已经制订出严格的 LTOT 处方标准,在美国 LTOT 处方是根据两个关于氧疗的会议制订的。

开始 LTOT 的临床标准是依据休息时 PaO_2 测定的结果。血氧定量法测 SaO_2 用来随时调整氧流速,如果怀疑高碳酸血症或酸中毒,则必须测定动脉血气。

1.长期氧疗的适应证

慢性呼吸衰竭稳定 3～4 周,尽管已进行了必要的和适当的治疗,仍有:①静息时,$PaO_2 \leqslant 7.2$ kPa(54 mmHg)或 $SaO_2 \leqslant 88\%$,有或无高碳酸血症;②静息时 PaO_2 在 7.3～8.0 kPa(55～60 mmHg)或 $SaO_2 \leqslant 89\%$,如果患者有肺动脉高压、充血性心力衰竭(并重力依赖性水肿)或血细胞比容>55%。

长期氧疗一般用于第Ⅳ期 COPD 患者,一些 COPD 患者在急性发作前没有低氧血症,且发作后可恢复到以往的水平,则不再需要长期吸氧。接受了适当的治疗,患者病情稳定后,患者需要在 30～90 天后重新评估,如果患者没有达到氧疗的血气标准,则氧疗不再继续。

2.氧疗的剂量

足以将 PaO_2 提高至 8.0 kPa(60 mmHg)或 $SaO_2 \geqslant 90\%$ 的氧流量大小。

3.氧疗的时间

除了仅在运动和睡眠需要吸氧外,氧疗的时间一般至少 15 小时/天。

4.治疗的目标

将 SaO_2 提高到 $\geqslant 90\%$ 和/或 $PaO_2 \geqslant 8.0$ kPa(60 mmHg),但是 $PaCO_2$ 升高不超过1.3 kPa(10 mmHg),pH 不低于 7.25。应当规律地监测动脉血气 PaO_2,不断调整氧流量直到达到预期治疗目的。

LTOT 时通常采用鼻导管给氧,Venturi 面罩供氧则给氧浓度更为准确。

(二)临床稳定性

进行夜间氧疗(NOT)试验后,许多患者 PaO_2 有自动改善的现象。Timms 发现,NOT 试验 4 周以后,PaO_2 上升到了 7.3 kPa(55 mmHg)以上,则不再需要氧疗,可用于氧疗患者的筛选。另外也有人发现适合进行 LTOT 的患者予以氧疗 3 个月以后,在不吸氧的情况下,PaO_2 可升至 7.9 kPa(59 mmHg)。目前还没有能力预测哪些患者 PaO_2 能够提高到这种程度。

应鼓励进行 LTOT 的患者戒烟,因研究发现在 LTOT 期间仍有 8%～10% 的患者继续吸烟。

(三)特殊情况下的氧疗

美国目前的处方标准是,低氧血症患者在运动和睡眠时应予以氧疗。一般情况下在睡眠和运动(即低氧血症恶化)时,已经氧疗的患者需要将氧流量增加 1 L/min。如果在运动时,PaO_2 下降至 7.3 kPa(55 mmHg),则推荐使用便携式氧疗系统。目前已认识到 COPD、脊柱后凸、囊性纤维化、间质性肺疾病患者在睡眠时有低氧血症的情况,且夜间 SaO_2 的降低与肺动脉压增加相关,夜间氧疗可改善夜间的 PaO_2,而不会引起 $PaCO_2$ 大幅度的增高,且夜间氧疗消除了夜间发生氧饱和度降低的可能,使肺动脉压趋于正常。

低氧血症患者乘飞机旅行时应特别注意,虽然通常商业飞机的飞行高度超过9 144 m,但大多数航班机舱内予以加压,使之相当于 2 438.4 m 的高度,在这个高度时正常人和患者的 PaO_2 可下降 2.1~4.3 kPa(16~32 mmHg),已经接受 LTOT 的慢性低氧血症患者或接近低氧血症的患者,在旅行前需要予以仔细评估。一种方法是使用低氧血症激发试验:COPD 患者休息时呼吸 15% 的氧气(相当于 2 438.4 m 激发试验高度),如患者的 PaO_2 降至6.7 kPa(50 mmHg),则在飞行期间需要另外补充氧。临床症状不稳定的低氧血症患者不提倡乘飞机旅行。

四、供氧和氧输送设备

(一)供氧设备

住院患者多使用墙壁氧,必要时可结合有创或无创呼吸机。

家庭氧疗的供氧设备基本上有 4 种:压缩气罐、液体氧、分子筛氧浓缩器和新的膜分离器。每一个系统均有其优点和缺点。每一位患者所适合的系统依赖于患者的条件和临床用途。氧疗系统的重量、价格,便携方式对老年残疾病者特别重要。原则上如果患者能走动,那么就不能使用限制患者活动的氧疗设备,至少部分时间是这样。

1.压缩气体罐

其为传统的供氧设备,较便宜,在高流量时可释放 100% 的氧气。压缩气体罐在高压下贮存。便携式(小的)压缩气罐因氧气供应时间短和需频繁再填充而使其使用受限。一般不提倡在家中填充氧气罐,因为需要氧气供应商的帮助。

压缩氧气的优点是:价格便宜、实用,能够长期贮存。

压缩氧气的缺点是:重量大、氧气供应时间短、不易搬动,如果开关阀突然自行打开可发生危险。

2.液体氧

液体氧贮存在极低的温度下,比压缩气体所需的贮存容积小(1 L 液体氧=860 L 气体),可将室温下等量的气体缩小至原来容量的 1%。其他优点有系统的压力低,可提供更多的便携式氧疗机会,且易于运输;液体氧的便携式设备更

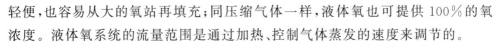

轻便,也容易从大的氧站再填充;同压缩气体一样,液体氧也可提供100%的氧浓度。液体氧系统的流量范围是通过加热、控制气体蒸发的速度来调节的。

液体氧比压缩气体更昂贵。如果患者有能力支付和需要外出旅行时,这种液体氧更适合。液体氧的缺点是:价格高、需要间断地进行压力释放导致氧浪费,甚至不用时也需这样做。

3.分子筛氧浓缩器

分子筛氧浓缩器是目前最便宜的供氧设备,为电力设备,通过一个分子筛从空气中分离氧,氧气输送给患者,氮气则回到空气中。氧浓缩器的重要优点是价格效益比高,缺点是移动性差,不能携带,一般在固定的地方如汽车或房间里使用,且需要电源和常规维护,可作为供氧后备设备。分子筛氧浓缩器是一种复杂的仪器,需要经常维修才能保证其功能正常。当使用的氧流量过大时,氧浓度会降低,避免这一问题的方法是选择大型号的筛床;另一个问题是增加仪器的使用时间,会使输出氧浓度降低,即使是常规维修,细心保养也是如此,因此分子筛氧浓缩器需要进行系统技术检查,以保证其工作状态良好。目前新型仪器有氧浓度表,有助于患者的使用。分子筛不能浓缩水蒸气,因此需要高流量氧气时,常需要湿化。另外仪器也可浓缩有毒气体,筛床的消耗还可造成工业污染,设备位置固定限制了患者的活动。尽管有这些缺点,这种氧浓缩器还是具有明显的优点,如不需要反复填充就是其最大的优点。

4.膜分离器

使用聚乙烯膜和压缩器从空气中浓缩氧气。这种膜通常可使氧气和水蒸气透过,可使输出的氧气得到适当的湿化。膜分离器较分子筛浓缩器有技术优势:首先,膜浓缩器需更换的零件较少(仅有管内滤器需要更换),这种设备尤其适用于农村;作为后备设备,维护费用低,有经济上的优势;虽然膜分离器产生的氧浓度低为45%,但氧流量的范围仍较大;不需要湿化是其在经济上的另一个优势,适合于气管内氧疗;它还是一个细菌滤过器,聚乙烯有异物屏障作用。

(二)氧输送设备

氧输送设备有多种,传统的面罩和鼻导管最常见,经气管氧疗(TTOT)有增加的趋势,不同的氧输送设备,可使吸氧效率得到不同程度的改善。

1.面罩

使用合适的面罩是最好的氧输送方法之一,但不如鼻导管的耐受性好。固定式面罩使用高流量氧气,这种面罩可提供一个持续的、预定好的氧浓度。可调式面罩(如Venturi面罩)的氧浓度可调,调节空气的进量可控制氧浓度在25%～

50％。在高流量时面罩的使用效果好,当氧浓度＜35％时多不需要使用。

面罩的优点是:可保持一定的吸氧浓度,吸入氧浓度不受潮气量和呼吸频率的影响。

面罩的缺点是:面罩的无效腔会影响二氧化碳的排出,增加二氧化碳分压;所需氧流量较高(一般＞4 L/min),耗氧量大,故家庭氧疗中很少使用;患者感觉不舒适、进食和讲话不方便。

2.鼻导管

鼻导管无疑是最常用的氧输送形式。它廉价、舒适,患者易于接受,吸氧的同时可以吃饭、睡眠、谈话和吐痰。氧浓度不会因患者从鼻子或口腔呼吸而有所改变。但吸入氧浓度随患者呼吸深度和频率不同而有所变化。氧流量与吸入氧浓度大致呈以下关系:吸入氧浓度＝21＋4×氧流量(L/min)。氧流量高时患者往往不能耐受局部冲力和刺激作用,可产生皮炎和黏膜干燥,故 FiO_2 不能过高。在某种程度上,适当湿化可避免此种情况的发生。与面罩吸氧不同,鼻导管吸氧不会使 CO_2 重新吸入。

由于向肺泡输送氧气仅占自由呼吸周期的一小部分(大约是开始的 1/6),剩余的时间用来填充无效腔和呼气,因此,输送的大部分氧气没有被患者利用,而是跑到空气中白白地浪费掉了,在呼气时氧气被浪费 30％～70％。

3.TTOT

TTOT 首先由 Heim Lich 于 1982 年提出。在局部麻醉(局麻)下,将穿刺针穿刺进入气管内,将导管(直径1.7～2.0 mm)放入气管内,拔出穿刺针,导管送至隆突上2 cm处。外端固定于颈部,与输氧管相接。呼气时,气道无效腔可起储存氧气的作用,故氧流量比经鼻氧疗减少 50％,且供氧不随呼吸深浅和频率的变化而变化。

TTOT 有美容优点,能保持患者的个人形象,帮助患者避免了社会孤独症,使患者容易接受这种治疗,且此氧疗使所需氧流量较少,因而仪器变轻,移动范围加大,患者感觉较好,氧疗的效果也好,还可减少家庭氧疗费用。

TTOT 的缺点是易发生干燥,分泌物阻塞导管,需每天冲洗导管 2～3 次,还可发生局部皮下气肿、局部皮肤感染,出血和肺部感染。对有气道高反应、严重心律失常和精神焦虑者慎用。在我国使用较少。

第二节　胃肠减压术

一、适应证

急性胃扩张、幽门梗阻、急腹症患者有明显肠胀气者或消化道手术后、上消化道大出血的诊断、活动性出血观察、注药止血等。

二、用品

普通胃管、液状石蜡、50 mL 注射器、胶布、纱布、无菌碗、消毒手套、胃肠减压器等。

三、方法

(1)将表面用液状石蜡湿润的胃管自鼻腔缓缓插入胃内(约距门齿 50 cm 左右),用注射器抽尽胃内容物后固定,接上胃肠减压器。判断胃管是否在胃内,下列方法供参考:①用 50 mL 注射器向胃管快速注入 20 mL 气体,在左季肋区听诊闻及粗糙气泡音。②胃管内抽出胃内容物。③胃管内抽出液 pH<7。

(2)肠梗阻患者如做双腔管减压术时,可待双腔管吞至 75 cm 处后,从管内抽出少量液体,若 pH>7,表示该管已通过幽门,即可向气囊内注气 20～30 mL,夹住管口,依靠肠蠕动将管头送至梗阻部位(可借助 X 线定位),接上胃肠减压器。

四、注意事项

(1)食管静脉曲张、食管梗阻应慎用,误服强酸、强碱等腐蚀性毒物患者禁用。

(2)应经常检查胃肠减压器是否密闭,皮管有否屈曲或松脱,胃管是否通畅,每 4～8 小时应冲洗一次胃管。

第三节　连续性肾脏代替治疗

一、概述

连续性肾脏代替治疗(CRRT)是一种每天以 24 小时或接近于 24 小时连续

血液净化的技术的总称。自 1977 年首次连续性动静脉血液滤过(CAVH)问世至今,CRRT 已发展成一整套技术,近年来,CRRT 技术日趋成熟,其临床应用范围远远超过了肾脏替代治疗领域,已经从最初的治疗重症急性肾衰竭,扩展到临床上常见危重病例的急救,已走出肾脏替代治疗的局限性,特别在重症监护病房(ICU)中得到普遍使用。因该技术除用于重症急性肾衰竭的肾脏替代外,还用于非肾衰竭危重患者,故亦有人提出用"连续性血液净化(CBP)"概念来代替CRRT。最先利用动静脉压力差驱动血液进行缓慢超滤(CAVSCUF)、血液滤过(CAVH)、血液透析(CAVHD)、血液透析滤过(CAVHDF)。随着中心静脉双腔管置管普及和带血泵、容量平衡控制的专用于 CRRT 机器问世,静脉-静脉(V-V)的 CRRT 技术已基本取代了上述动脉-静脉(A-V)模式。因前者可有更高的血流量和超滤率,可达到溶质清除率更高。同时相对于动脉插管而言,其安全性也大为提高。

近年来,又出现下列新的 CRRT 技术:高容量血液滤过(HVHF),其超滤率>35 mL/min;连续性高流量透析(CIIFD),其需专门机器及专用 10 L 透析液袋每 4 小时更换一次。此方法不需置换液,但确有类似 HDF 清除率优点。连续性血浆滤过吸附(CPFA),其连续分离的血浆经吸附柱吸附后返回体内,以达到清除内毒素及炎症介质目的。

与间断性血透相比,CRRT 具下列优点:①对血流动力学影响小。因 CRRT 连续、缓慢清除水分及溶质,故在重症急性肾衰竭、心血管功能严重不稳定者,CRRT 具有突出优点。CRRT 引起透析中低血压机会要少,故对急性肾衰竭患者肾功能恢复也较有利。CRRT 对脑水肿患者的脑血流灌注下降及颅内压升高影响也明显小于间歇性血液透析(IHD)。②溶质清除率高。因 CRRT 为连续性血液净化,其累积的溶质总清除率可远高于 IHD,故对伴高分解状态的重症急性肾衰竭患者能更好地清除代谢产物。③更好地维持内环境稳定。因 CRRT 相对于 IHD,属于更符合生理化的血液净化,能使严重的水、电解质、酸碱平衡紊乱状况得到纠正,包括能使因营养治疗而摄入的大量液体得以有效清除。④可清除炎症介质。因 CRRT 可通过对流和吸附清除炎症介质,通过调整免疫内稳状态,对败血症、急性呼吸窘迫综合征(ARDS),多器官功能障碍综合征(MODS)等重症有治疗作用。

二、CRRT 原理

血液净化治疗的主要目的是清除血液中的有害物质。常用方法有血液透析、血液滤过及血液透析滤过,还有一些特殊方法,如免疫吸附、血液灌流等。清除物质的方式主要有三种:弥散、对流及吸附。不同治疗模式的清除原理不同:血液透析以弥散清除为主,血液滤过以对流及部分吸附清除为主,而免疫吸附及血液灌流则以吸附清除为主。不同物质被清除的方式也不同:小分子物质弥散清除效果好,而中大分子物质则以对流及吸附清除效果好。因此,必须了解各种治疗模式对物质的清除原理,才能理解影响物质清除率的因素,根据不同的临床需要选择恰当的治疗模式,确定治疗剂量。如对于小分子溶质尿毒氮(BUN)、肌酐(SCr)、尿酸(Ua)而言,采用IHD每周3次,每次4~5小时即能达到满意的清除效果,采用连续性血液净化(CBP)治疗每天液体交换量达20~30 L即可,但对于中、大分子物质如细胞因子,间歇性血液透析清除效果不理想,只有高容量血液滤过才能清除。而一些与蛋白结合率较高的毒素,或自身免疫性疾病的自身抗体,用常规血液净化治疗方法很难奏效,必须采用血液灌流或免疫吸附方法。目前,最新的一些血液净化方法,如人工肝支持系统,其主要清除原理也是这三种。

三、血管通路

由于CAVH方式现在基本不用,动静脉直接穿刺已不适用。血管通路可选择中心静脉留置导管。中心静脉单针双腔导管出现和CVVH治疗模式的应用,最常用的血管通路为颈内静脉、锁骨下静脉及股静脉途径。行CVVH,血流量可达到250~350 mL/min,再循环率为20%左右。既保证血流量稳定,又避免了动脉穿刺的危险。

四、置换液

目前,大多数国家尚无商品性的固定置换液,部分说明置换液成分应因人而异。置换液的电解质原则上接近人体细胞外液成分,根据需要调节钠和碱基成分。碱基常用乳酸盐和醋酸盐。但是MODS及脓毒症伴乳酸酸中毒或合并肝功能障碍者,显然不宜用乳酸盐。大量输入醋酸盐也会使血流动力学不稳定。因此,近年来大多数学者推荐用碳酸氢盐作为缓冲剂。

(一)常用置换液配方

1.林格乳酸盐配方

含Na^+135mmol/L,乳酸盐25 mmol/L,Ca^{2+}0.75~1.50 mmol/L,根据需要可以补充Mg^{2+}和K^+。

2.Kaplan 配方

第一组为等渗盐水 1 000 mL ＋10％氯化钙 20 mL；第二组为 0.45％盐水 1 000 mL＋NaHCO₃50mmol/L，交替输入。

3.Port 配方

第一组为等渗盐水 1 000 mL ＋10％氯化钙 10 mL；第二组为等渗盐水 1 000 mL＋50％硫酸镁1.6 mL；第三组为等渗盐水 1 000 mL；第四组为 5％葡萄糖 1 000 mL＋NaHCO₃ 250 mL，总量 161 L。

4.最终的离子浓度分别为

Na^+ 147 mmol/L，Cl^- 115 mmol/L，HCO_3^- 36mmol/L，Ca^{2+} 2.4 mmol/L，Mg^{2+} 0.7 mmol/L，葡萄糖 200 mg/L 此配方钠含量较高，是考虑到全静脉营养液中钠离子含量偏低的缘故。必要时可将 1 000 mL 等渗盐水换成 0.45％盐水，可降低钠 19 mmol/L。

（二）置换液输入方法

置换液输入途径有前、后稀释法两种。目前多采用前稀释法。后稀释法虽有节省置换液用量、血液与滤过液中溶质的浓度基本相同等优点，但当血细胞压积大于 45％时不能采用，且易发生凝血。前稀释法滤过液中溶质浓度虽低于血浆，但其超滤量大，足以弥补。若每天超滤量大于 12 L，血尿素氮与肌酐将逐步降低。此外，前稀释法肝素用量小，出血发生率低，滤器使用时间显著延长。

五、抗凝剂

CRRT 抗凝有两个主要目标：一个是尽量减轻血滤器的膜和血路对凝血系统的激活作用，长时间维持血滤器和血路的有效性；另一个是尽量减少全身出血的发生率，即抗凝作用局限在体外循环的血滤器和血路内。因此，理想的抗凝剂应具有下列特点：①用量小，维持体外循环有效时间长；②不影响或改善血滤器膜的生物相容性；③抗血栓作用强而抗凝作用弱；④药物作用时间短，且抗凝作用主要局限在滤器内；⑤监测方法简单、方便，最适合床旁进行；⑥抗凝剂过量时有拮抗药物；⑦长期使用无严重不良反应。

CRRT 常用的抗凝方法有：①全身肝素化抗凝法；②低分子肝素法；③无肝素法；④前列腺素抗凝法；⑤局部枸橼酸盐抗凝法。

六、CRRT 适应证

在重症急性肾衰竭时，CRRT 实施时机宜早期，现有许多循证医学证据表明,早期给予 CRRT 比等待出现严重的水、电解质紊乱及氮质血症时再实施,其死亡率要明显下降。在败血症患者出现 MODS 趋势时,现也多主张及早行 CRRT 治疗。

(一)重症急性肾衰竭

重症急性肾衰竭又称为复杂性急性肾衰竭。相对于单纯性急性肾衰竭(药物或缺血等所致 ARF),重症急性肾衰竭多发生于败血症、严重创伤及大手术后。除肾脏外,其他多个重要脏器亦可出现功能障碍或衰竭(MODS),死亡率极高。此种患者常合并脑水肿、高分解状态,低血压、休克、严重酸中毒等。

(二)需透析的患者伴血流动力学不稳定

任何需透析患者如果同时合并较严重的低血压、休克、急性心梗等都可使用 CRRT。

(三)其他

(1)合并脑水肿的需透析患者。

(2)严重高分解状态所致严重高血钾及氮质血症。

(3)严重水、钠潴留、电解质紊乱及酸中毒。

(4)急性坏死性胰腺炎。

(5)急性呼吸窘迫综合征(ARDS)。

(6)败血症、全身炎症反应综合征(SIRS)。

七、并发症的监测及防护

(一)常见技术并发症

1.管道连接不良

体外循环中,血液流量范围为 250～350 mL/min。血路中任何部位突发连接不良,都会影响血流量。如在血泵作用下偶尔因压力变化使管道破裂,都可危及生命(尤其是在无报警和监测条件下)。因此,整个管道必须在可视范围,确保整个管道连接密闭完好。

2.气栓

在治疗开始排除透析器内气体或在治疗结束用盐水(气体回血更严重)回血时最容易使气体进入管路;当血流量不足,管路连接不紧密时,由于负压大也可以将气体吸入静脉系统形成气栓。

3.水、电解质平衡障碍

当用大量置换液或者机器平衡误差较大时,容易出现电解质紊乱。现代化设备一般有液体平衡系统,可精确调控容量负荷,此并发症的发生率正在逐渐降低。关键是对每一患者需准确评估其临床情况和危重程度,严密监测液体出入量。另外要避免因配置大量置换液时出现差错导致的容量和电解质失衡。

4.滤器功能丧失

当血流量不足、超滤量过大、血细胞比容增高、血液黏滞性增大时容易在滤器内发生凝血,膜滤过功能低下,通透性能显著下降。

(二)临床并发症

1.出血

皮下穿刺和应用 Seldinger 技术置管均可导致出血甚至使静脉穿孔,特别是有凝血功能障碍时可出现严重出血。对有出血倾向的重症患者,可改变抗凝方法,如局部肝素化、低分子肝素、枸橼酸盐、前稀释或无肝素透析,以减少出血的风险。

2.血栓

在 CVVH 时,留置的导管尖端血流淤滞,特别当肝素量不足和患者高凝状态时非常容易形成血栓。因此,透析治疗结束导管内充满适当剂量肝素,或纠正患者的凝血状态以预防血栓。应常规监测血管灌注情况(多普勒超声),持续监测体外循环中的静脉压力,有助于早期发现血栓并发症。

3.感染和脓毒症

重症监护室(ICU)中患者由于免疫抑制,易于感染。体外循环可成为细菌感染源,管道连接、取样处和管道外露部分成为细菌侵入的部位。一旦细菌侵入,导致体内内毒素水平升高,患者即可发生脓毒症,污染的透析液中的内毒素可从透析膜小孔进入人体内。因此行体外循环时需高度谨慎,严格无菌操作,避免打开管道留取血标本,避免一切感染机会。

4.生物相容性和变态反应

血液和透析膜生物相容性不好,产生一系列不良反应,如激活多种细胞因子、补体系统,甚至发生全身性炎症反应综合征,导致低氧血症等,会加重病情或延迟肾功能恢复;另外,如用血管紧张素转换酶抑制剂(ACEI)治疗时,由于缓激肽积聚,也会引起心血管功能不稳定。

5.低温

超滤时大量液体交换可致体温下降,适度降低体温有利于病情恢复,是治疗所需;如体温过低,热量丢失过多,将影响机体代谢和正氮平衡。

6.营养丢失

CRRT 治疗时,平均每周丢失 40～50 g 蛋白质,并不比腹透及间歇透析治疗时间多,而且不会明显改变总蛋白和清蛋白浓度,但在肝合成蛋白障碍及长期治疗时,营养丢失就会显得比较突出,而维生素和稀有元素的丢失目前尚无人关注。

第四章 呼吸内科疾病

第一节 急性上呼吸道感染

急性上呼吸道感染是指鼻腔、咽或喉部急性炎症的概称。患者不分年龄、性别、职业和地区。全年皆可发病，冬春季节多发，可通过含有病毒的飞沫或被污染的用具传播，多数为散发性，但常在气候突变时流行。由于病毒的类型较多，人体对各种病毒感染后产生的免疫力较弱且短暂，并且无交叉免疫，同时在健康人群中有病毒携带者，故一个人一年内可有多次发病。

急性上呼吸道感染 70%～80% 由病毒引起，主要有流感病毒（甲、乙、丙型）、副流感病毒、呼吸道合胞病毒、腺病毒、鼻病毒、埃可病毒、柯萨奇病毒、麻疹病毒、风疹病毒等。细菌感染可直接或继病毒感染之后发生，以溶血性链球菌为多见，其次为流感嗜血杆菌、肺炎链球菌和葡萄球菌等。偶见革兰阴性杆菌。其感染的主要表现为鼻炎、咽喉炎或扁桃体炎。

当有受凉、淋雨、过度疲劳等诱发因素，使全身或呼吸道局部防御功能降低时，原已存在于上呼吸道或从外界侵入的病毒或细菌可迅速繁殖，引起本病，尤其是老幼体弱或有慢性呼吸道疾病，如鼻旁窦炎、扁桃体炎、慢性阻塞性肺疾病患者更易罹患。

本病不仅具有较强的传染性，而且可引起严重并发症，应积极防治。

一、诊断标准

根据病史、流行情况、鼻咽部发生的症状和体征，结合周围血常规和胸部X线检查可做出临床诊断。进行细菌培养和病毒分离，或病毒血清学检查、免疫荧光法、酶联免疫吸附法、血凝抑制试验等，可能确定病因诊断。

(一)临床表现

根据病因不同,临床表现可有不同的类型。

1.普通感冒

普通感冒俗称"伤风",又称急性鼻炎或上呼吸道卡他,以鼻咽部卡他症状为主要表现。成人多为鼻病毒引起,其次为副流感病毒、呼吸道合胞病毒、埃可病毒、柯萨奇病毒等。起病较急,初期有咽干、咽痒或烧灼感,发病同时或数小时后,可有喷嚏、鼻塞、流清水样鼻涕,2～3天后变稠。可伴咽痛,有时由于耳咽管炎使听力减退,也可出现流泪、味觉迟钝、呼吸不畅、声嘶、轻微咳嗽等。一般无发热及全身症状,或仅有低热、不适、轻度畏寒和头痛。检查可见鼻腔黏膜充血、水肿、有分泌物,咽部轻度充血。如无并发症,一般5～7天后痊愈。

2.流行性感冒

流行性感冒简称"流感",是由流行性感冒病毒引起。潜伏期1～2天,最短数小时,最长3天。起病多急骤,症状变化很多,主要以全身中毒症状为主,呼吸道症状轻微或不明显。临床表现和轻重程度差异颇大。

(1)单纯型:最为常见,先有畏寒或寒战、发热,继之全身不适,腰背发酸、四肢疼痛,头昏、头痛。部分患者可出现食欲缺乏、恶心、便秘等消化道症状。发热可高达39～40 ℃,一般持续2～3天。大部分患者有轻重不同的打喷嚏、鼻塞、流涕、咽痛、干咳或伴有少量黏液痰,有时有胸骨后烧灼感、紧压感或疼痛。年老体弱的患者,症状消失后体力恢复慢,常感软弱无力、多汗,咳嗽可持续1～2周或更长。体格检查:患者可呈重病容,衰弱无力,面部潮红,皮肤上偶有类似麻疹、猩红热、荨麻疹样皮疹,软腭上有时有点状红斑,鼻咽部充血水肿。本型中轻者,全身和呼吸道症状均不显著,病程仅1～2天,颇似一般感冒,单从临床表现颇难确诊。

(2)肺炎型:本型常发生在2岁以下的小儿,或原有慢性基础疾病,如二尖瓣狭窄、肺源性心脏病、免疫力低下及孕妇、年老体弱者。其特点是在发病后24小时内可出现高热、烦躁、呼吸困难、咯血痰和明显发绀。全肺可有呼吸音减低、湿啰音或哮鸣音,但无肺实变体征。X线检查可见双肺广泛小结节性浸润,近肺门较多,肺周围较少。上述症状可进行性加重,抗生素无效。病程1周至1个月余,大部分患者可逐渐恢复,也可因呼吸循环衰竭在5～10天死亡。

(3)中毒型:较少见。肺部体征不明显,具有全身血管系统和神经系统损害,有时可有脑炎或脑膜炎表现。临床表现为高热不退、神志昏迷,成人常有谵妄,儿童可发生抽搐。少数患者由于血管神经系统紊乱或肾上腺出血,导致血压下降或休克。

(4)胃肠型:主要表现为恶心、呕吐和严重腹泻,病程2~3天,恢复迅速。

3.以咽炎为主要表现的感染

(1)病毒性咽炎和喉炎:由鼻病毒、腺病毒、流感病毒、副流感病毒及肠病毒、呼吸道合胞病毒等引起。临床特征为咽部发痒和灼热感,疼痛不持久,也不突出。当有吞咽疼痛时,常提示有链球菌感染,咳嗽少见。急性喉炎多为流感病毒、副流感病毒及腺病毒等引起,临床特征为声嘶、讲话困难、咳嗽时疼痛,常有发热、咽炎或咳嗽。体检可见喉部水肿、充血,局部淋巴结轻度肿大和触痛,可闻及喘鸣音。

(2)疱疹性咽峡炎:常由柯萨奇病毒A引起,表现为明显咽痛、发热,病程约为1周。检查可见咽充血,软腭、悬雍垂、咽及扁桃体表面有灰白色疱疹及浅表溃疡,周围有红晕。多于夏季发病,多见于儿童,偶见于成人。

(3)咽结膜热:主要由腺病毒、柯萨奇病毒等引起。临床表现有发热、咽痛、畏光、流泪、咽及结膜明显充血。病程4~6天,常发生于夏季,游泳中传播。儿童多见。

(4)细菌性咽-扁桃体炎:多由溶血性链球菌引起,次为流感嗜血杆菌、肺炎链球菌、葡萄球菌等引起。起病急,明显咽痛、畏寒、发热、体温可达39 ℃以上。检查可见咽部明显充血,扁桃体肿大、充血,表面有黄色点状渗出物,颌下淋巴结肿大、压痛,肺部无异常体征。

(二)实验室检查

1.血常规

病毒性感染,白细胞计数多为正常或偏低,淋巴细胞比例升高。细菌感染者白细胞计数和中性粒细胞增多及核左移。

2.病毒和病毒抗原的测定

视需要可用免疫荧光法、酶联免疫吸附法、血清学诊断和病毒分离鉴定,以判断病毒的类型,区别病毒和细菌感染。细菌培养可判断细菌类型和进行药物敏感试验。

3.血清PCT测定

有条件的单位可检测血清PCT,有助于鉴别病毒性和细菌性感染。

二、治疗原则

上呼吸道病毒感染目前尚无特殊抗病毒药物,通常以对症处理、休息、忌烟、多饮水、保持室内空气流通、防治继发细菌感染为主。

(一)对症治疗

可选用含有解热镇痛、减少鼻咽充血和分泌物、镇咳的抗感冒复合剂或中成药,如对乙酰氨基酚、双酚伪麻片、美扑伪麻片、银翘解毒片等。儿童忌用阿司匹林或含阿司匹林药物及其他水杨酸制剂,因为此类药物与流感的肝脏和神经系统并发症(Reye 综合征)相关,偶可致死。

(二)支持治疗

休息、多饮水、注意营养,饮食要易于消化,特别是儿童和老年患者更应重视。密切观察和监测并发症,抗生素仅在明确或有充分证据提示继发细菌感染时有应用指征。

(三)抗流感病毒药物治疗

现有抗流感病毒药物有两类:即离子通道 M_2 阻滞剂和神经氨酸酶抑制剂。其中 M_2 阻滞剂只对甲型流感病毒有效,治疗患者中约有 30% 可分离到耐药毒株,而神经氨酸酶抑制剂对甲、乙型流感病毒均有很好作用,耐药发生率低。

1.离子通道 M_2 阻滞剂

金刚烷胺和金刚乙胺。

(1)用法和剂量:见表 4-1。

表 4-1　金刚烷胺和金刚乙胺用法和剂量

药名	年龄(岁)			
	1~9	10~12	13~16	≥65
金刚烷胺	5 mg/(kg·d) (最高 150 mg/d),分 2 次	100 mg,每天 2 次	100 mg,每天 2 次	≤100 mg/d
金刚乙胺	不推荐使用	不推荐使用	100 mg,每天 2 次	100 mg 或 200 mg/d

(2)不良反应:金刚烷胺和金刚乙胺可引起中枢神经系统和胃肠不良反应。中枢神经系统不良反应有神经质、焦虑、注意力不集中和轻微头痛等,其中金刚烷胺较金刚乙胺的发生率高。胃肠道反应主要表现为恶心和呕吐,这些不良反应一般较轻,停药后大多可迅速消失。

(3)肾功能不全患者的剂量调整:金刚烷胺的剂量在肌酐清除率≤50 mL/min时酌情减少,并密切观察其不良反应,必要时可停药,血透对金刚烷胺清除的影响不大。肌酐清除率<10 mL/min 时,金刚乙胺推荐减为 100 mg/d。

2.神经氨酸酶抑制剂

目前有2个品种,即奥司他韦和扎那米韦。我国目前只有奥司他韦被批准临床使用。

(1)用法和剂量:①奥司他韦,成人75 mg,每天2次,连服5天,应在症状出现2天内开始用药。儿童用法见表4-2,1岁以内不推荐使用。②扎那米韦,6岁以上儿童及成人剂量均为每次吸入10 mg,每天2次,连用5天,应在症状出现2天内开始用药。6岁以下儿童不推荐用。

表4-2 儿童奥司他韦用量(mg)

药名	体重(kg)			
	≤15	16~23	24~40	>40
奥司他韦	30	45	60	75

(2)不良反应:奥司他韦不良反应少,一般为恶心、呕吐等消化道症状,也有腹痛、头痛、头晕、失眠、咳嗽、乏力等不良反应的报道。扎那米韦吸入后最常见的不良反应有头痛、恶心、咽部不适、眩晕、鼻出血等。个别哮喘和慢性阻塞性肺疾病(COPD)患者使用后可出现支气管痉挛和肺功能恶化。

(3)肾功能不全的患者无须调整扎那米韦的吸入剂量。对肌酐清除率<30 mL/min的患者,奥司他韦减量至75 mg,每天1次。

(四)抗生素治疗

通常不需要抗生素治疗。如有细菌感染,可根据病原菌选用敏感的抗生素。经验用药,常选青霉素、第一代和第二代头孢菌素、大环内酯类抗生素或氟喹诺酮类抗生素。

第二节 急性气管-支气管炎

急性气管-支气管炎是由生物、物理、化学刺激或过敏等因素引起的急性气管-支气管黏膜炎症。常发生于寒冷季节或气候突变时,也可由急性上呼吸道感染迁延不愈所致。

一、病因

(一)微生物

病原体与上呼吸道感染类似。

(二)物理、化学因素

冷空气、粉尘、刺激性气体或烟雾。

(三)变态反应

常见的吸入致敏源包括化粉、有机粉尘、真菌孢子、动物毛皮排泄物;或对细菌蛋白质的过敏,钩虫、蛔虫的幼虫在肺内的移行均可引起气管-支气管急性炎症反应。

二、诊断

(一)症状

咳嗽、咳痰,先为干咳或少量黏液性痰,随后转为黏液脓性,痰量增多,咳嗽加剧,偶有痰中带血。伴有支气管痉挛时可有气促、胸骨后发紧感。可有发热(38 ℃左右)与全身不适等症状,但有自限性,3~5 天后消退。

(二)体征

粗糙的干啰音,局限性或散在湿啰音,常于咳痰后发生变化。

(三)实验室检查

(1)血常规检查:一般白细胞计数正常,细菌性感染较重时白细胞总数升高或中性粒细胞计数增多。

(2)痰涂片或培养可发现致病菌。

(3)胸部 X 线检查大多正常或肺纹理增粗。

(四)鉴别诊断

(1)流行性感冒:流行性感冒可引起咳嗽,但全身症状重,发热、头痛和全身酸痛明显,血白细胞数量减少。根据流行病史、补体结合试验和病毒分离可鉴别。

(2)急性上呼吸道感染:鼻咽部症状明显,咳嗽轻微,一般无痰。肺部无异常体征。胸部X线正常。

(3)其他:如支气管肺炎、肺结核、肺癌、肺脓肿等,可表现为类似的咳嗽咳痰的多种疾病表现,应详细检查,以资鉴别。

三、治疗

(一)对症治疗

干咳无痰者可选用喷托维林(咳必清),25 mg,每天 3 次,或右美沙芬,15～30 mg,每天 3 次,或可待因,15～30 mg,每天 3 次,或用含中枢性镇咳药的合剂,如联邦止咳露、止咳糖浆,10 mL,每天 3 次。其他中成药如咳特灵、克咳胶囊等均可选用,痰多不易咳出者可选用祛痰药,如溴己新(必嗽平),16 mg,每天 3 次,或用盐酸氨溴索(沐舒坦),30 mg,每天 3 次,或桃金娘油提取物化痰,也可雾化帮助祛痰有支气管痉挛或气道反应性高的患者可选用茶碱类药物,如氨茶碱,100 mg,每天 3 次,或长效茶碱舒氟美 200 mg,每天 2 次,或多索茶碱 0.2 g,每天 2 次或雾化吸入异丙托品,或口服特布他林,1.25～2.50 mg,每天 3 次。头痛、发热时可加用解热镇痛药,如阿司匹林 0.3～0.6 g,每 6～8 小时 1 次。

(二)有细菌感染时选用合适的抗生素

痰培养阳性,按致病菌及药敏试验选用抗菌药。在未得到病原菌阳性结果之前,可选用大环内酯类,如罗红霉素成人每天 2 次,每次 150 mg,或 β-内酰胺类,如头孢拉定成人 1～4 g/d,分 4 次服,头孢克洛成人 2～4 g/d,分 4 次口服。

四、疗效标准与预后

症状体征消失,化验结果正常为痊愈。

第三节 慢性支气管炎

慢性支气管炎是由于感染或非感染因素引起的气管、支气管黏膜及其周围组织的慢性非特异性炎症。临床上以慢性咳嗽、咳痰或气喘为主要症状。疾病不断进展,可并发阻塞性肺气肿、肺源性心脏病,严重影响劳动和健康。

一、病因和发病机制

病因尚未完全清楚,一般认为是多种因素长期相互作用的结果,这些因素可分为外因和内因两个方面。

(一)吸烟

大量研究证明吸烟与慢性支气管炎的发生有密切关系。吸烟时间越长,量越多,患病率也越高。戒烟可使症状减轻或消失,病情缓解,甚至痊愈。

(二)理化因素

包括刺激性烟雾、粉尘、大气污染(如二氧化硫、二氧化氮、氯气、臭氧等)的慢性刺激。这些有害气体的接触者慢性支气管炎患病率远较不接触者为高。

(三)感染因素

感染是慢性支气管炎发生、发展的重要因素,病毒感染以鼻病毒、黏液病毒、腺病毒和呼吸道合胞病毒为多见。细菌感染常继发于病毒感染之后,如肺炎链球菌、流感嗜血杆菌等。这些感染因素造成气管、支气管黏膜的损伤和慢性炎症。感染虽与慢性支气管炎的发病有密切关系,但目前尚无足够证据说明为首发病因。只认为是慢性支气管炎的继发感染和加剧病变发展的重要因素。

(四)气候

慢性支气管炎发病及急性加重常见于冬天寒冷季节,尤其是在气候突然变化时。寒冷空气可以刺激腺体,增加黏液分泌,使纤毛运动减弱,黏膜血管收缩,有利于继发感染。

(五)过敏因素

主要与喘息性支气管炎的发生有关。在患者痰液中嗜酸性粒细胞数量与组胺含量都有增高倾向,说明部分患者与过敏因素有关。尘埃、尘螨、细菌、真菌、寄生虫、花粉及化学气体等,都可以成为过敏因素而致病。

(六)呼吸道局部免疫功能减低及自主神经功能失调

其为慢性支气管炎发病提供内在的条件。老年人常因呼吸道的免疫功能减退,免疫球蛋白的减少,呼吸道防御功能退化等导致患病率较高。副交感神经反应增高时,微弱刺激即可引起支气管收缩痉挛,分泌物增多,而产生咳嗽、咳痰、气喘等症状。

综上所述,当机体抵抗力减弱时,呼吸道在不同程度易感性的基础上,有一种或多种外因的存在,长期反复作用,可发展成为慢性支气管炎。如长期吸烟损害呼吸道黏膜,加上微生物的反复感染,可发生慢性支气管炎。

二、病理

由于炎症反复发作,引起上皮细胞变性、坏死和鳞状上皮化生,纤毛变短,参差不齐或稀疏脱落。黏液腺泡明显增多,腺管扩张,杯状细胞也明显增生。支气管壁有各种炎性细胞浸润、充血、水肿和纤维增生。支气管黏膜发生溃疡,肉芽组织增生,严重者支气管平滑肌和弹性纤维也遭破坏以致机化,引起管腔狭窄。

三、临床表现

(一)症状

起病缓慢,病程长,常反复急性发作而逐渐加重。主要表现为慢性咳嗽、咳痰、喘息。开始症状轻微,气候变冷或感冒时,则引起急性发作,这时患者咳嗽、咳痰、喘息等症状加重。

1.咳嗽

主要由支气管黏膜充血、水肿或分泌物积聚于支气管腔内而引起咳嗽。咳嗽严重程度视病情而定,一般晨间和晚间睡前咳嗽较重,有阵咳或排痰,白天则较轻。

2.咳痰

痰液一般为白色黏液或浆液泡沫性,偶可带血。起床后或体位变动可刺激排痰,因此,常以清晨排痰较多。急性发作伴有细菌感染时,则变为黏液脓性,咳嗽和痰量也随之增加。

3.喘息或气急

喘息性慢性支气管炎可有喘息,常伴有哮鸣音。早期无气急。反复发作数年,并发阻塞性肺气肿时,可伴有轻重程度不等的气急,严重时生活难以自理。

(二)体征

早期可无任何异常体征。急性发作期可有散在的干、湿啰音,多在背部及肺底部,咳嗽后可减少或消失。喘息型可听到哮鸣音及呼气延长,而且不易完全消失。并发肺气肿时有肺气肿体征。

四、实验室和其他检查

(一)X 线检查

早期可无异常。病变反复发作,可见两肺纹理增粗、紊乱,呈网状或条索状、斑点状阴影,以下肺野较明显。

(二)呼吸功能检查

早期常无异常。如有小呼吸道阻塞时,最大呼气流速-容积曲线在 75% 和 50% 肺容量时,流量明显降低,它比第 1 秒用力呼气容积更为敏感。发展到呼吸道狭窄或有阻塞时,常有阻塞性通气功能障碍的肺功能表现,如第 1 秒用力呼气量占用力肺活量的比值减少(<70%),最大通气量减少(低于预计值的 80%);

流速-容量曲线减低更为明显。

(三)血液检查

慢性支气管炎急性发作期或并发肺部感染时,可见白细胞及中性粒细胞计数增多。喘息型者嗜酸性粒细胞计数可增多。缓解期多无变化。

(四)痰液检查

涂片或培养可见致病菌。涂片中可见大量中性粒细胞,已破坏的杯状细胞,喘息型者常见较多的嗜酸性粒细胞。

五、诊断和鉴别诊断

(一)诊断标准

根据咳嗽、咳痰或伴喘息,每年发病持续 3 个月,连续 2 年或以上,并排除其他引起慢性咳嗽的心、肺疾病,可做出诊断。如每年发病持续不足 3 个月,而有明确的客观检查依据(如胸部X线片、呼吸功能等)也可诊断。

(二)分型、分期

1.分型

可分为单纯型和喘息型两种。单纯型的主要表现为咳嗽、咳痰;喘息型者除有咳嗽、咳痰外尚有喘息,伴有哮鸣音,喘鸣在阵咳时加剧,睡眠时明显。

2.分期

按病情进展可分为 3 期。急性发作期是指"咳""痰""喘"等症状任何一项明显加剧,痰量明显增加并出现脓性或黏液脓性痰,或伴有发热等炎症表现 1 周之内。慢性迁延期是指有不同程度的"咳""痰""喘"症状迁延 1 个月以上者。临床缓解期是指经治疗或临床缓解,症状基本消失或偶有轻微咳嗽少量痰液,保持 2 个月以上者。

(三)鉴别诊断

慢性支气管炎需与下列疾病相鉴别。

1.支气管哮喘

常于幼年或青年突然起病,一般无慢性咳嗽、咳痰史,以发作性、呼气性呼吸困难为特征。发作时两肺布满哮鸣音,缓解后可无症状。常有个人或家族过敏性疾病史。喘息型慢性支气管炎多见于中老年患者,一般以咳嗽、咳痰伴发喘息及哮鸣音为主要症状,感染控制后症状多可缓解,但肺部可听到哮鸣音。典型病例不难区别,但哮喘并发慢性支气管炎和/或肺气肿则难以区别。

2.咳嗽变异性哮喘

以刺激性咳嗽为特征,常由受到灰尘、油烟、冷空气等刺激而诱发,多有家族史或过敏史。抗生素治疗无效,支气管激发试验阳性。

3.支气管扩张

具有咳嗽、咳痰反复发作的特点,合并感染时有大量脓痰,或反复咯血。肺部以湿啰音为主,可有杵状指/趾。X线检查常见下肺纹理粗乱或呈卷发状。支气管造影或CT检查可以鉴别。

4.肺结核

多有发热、乏力、盗汗、消瘦等结核中毒症状,咳嗽、咯血及局部症状等。经X线检查和痰结核菌检查可以明确诊断。

5.肺癌

患者年龄常在40岁以上,特别是有多年吸烟史,发生刺激性咳嗽,常有反复发生或持续的血痰,或者慢性咳嗽性质发生改变。X线检查可发现有块状阴影或结节状影或阻塞性肺炎。用抗生素治疗,未能完全消散,应考虑肺癌的可能,痰脱落细胞检查或经纤维支气管镜活检一般可明确诊断。

6.肺尘埃沉着病

有粉尘等职业接触史。X线检查肺部可见硅结节,肺门阴影扩大及网状纹理增多,可做出诊断。

六、治疗

在急性发作期和慢性迁延期应以控制感染和祛痰、镇咳为主。伴发喘息时,应予解痉平喘治疗。对临床缓解期宜加强锻炼,增强体质,提高机体抵抗力,预防复发为主。

(一)急性发作期的治疗

1.控制感染

根据致病菌和感染严重程度或药敏试验选择抗生素。轻者可口服,较重患者用肌内注射或静脉滴注抗生素。常用的有喹诺酮类、头孢菌素类、大环内酯类、β内酰胺类或磺胺类抗生素口服,如左氧氟沙星 0.4 g,1 次/天;罗红霉素 0.3 g,2 次/天;阿莫西林 2～4 g/d,分 2～4 次口服;头孢呋辛 1.0 g/d,分 2 次口服;复方磺胺甲噁唑 2 片,2 次/天。能单独应用窄谱抗生素应尽量避免使用广谱抗生素,以免二重感染或产生耐药菌株。

2.祛痰、镇咳

可改善患者症状,迁延期仍应坚持用药。可选用氯化铵合剂 10 mL,每天

3次;也可加用溴己新 8～16 mg,每天 3 次;盐酸氨溴索 30 mg,每天 3 次。干咳则可选用镇咳药,如右美沙芬、那可丁等。中成药镇咳也有一定效果。对年老体弱无力咳痰者或痰量较多者,更应以祛痰为主,协助排痰,畅通呼吸道。应避免应用强的镇咳药,以免抑制中枢,加重呼吸道阻塞和炎症,导致病情恶化。

3.解痉、平喘

主要用于喘息明显的患者,常选用氨茶碱 0.1 g,每天 3 次,或用茶碱控释药;也可用特布他林、沙丁胺醇等 β_2 激动药加糖皮质激素吸入。

4.气雾疗法

对于痰液黏稠不易咳出的患者,雾化吸入可稀释气管内的分泌物,有利排痰。目前主要用超声雾化吸入,吸入液中可加入抗生素及痰液稀释药。

(二)缓解期治疗

(1)加强锻炼,增强体质,提高免疫功能,加强个人卫生,注意预防呼吸道感染,如感冒流行季节避免到拥挤的公共场所,出门戴口罩等。

(2)避免各种诱发因素的接触和吸入,如戒烟、脱离接触有害气体的工作岗位等。

(3)反复呼吸道感染者可试用免疫调节药或中医中药治疗,如卡介苗、多糖核酸、胸腺肽等。

第五章 消化内科疾病

第一节 急性胃炎

急性胃炎是由多种不同的病因引起的急性胃黏膜炎症,包括急性单纯性胃炎、急性糜烂出血性胃炎和吞服腐蚀物引起的急性腐蚀性胃炎与胃壁细菌感染所致的急性化脓性胃炎。其中,临床意义最大和发病率最高的是以胃黏膜糜烂、出血为主要表现的急性糜烂出血性胃炎。

一、流行病学

迄今为止,目前国内外尚缺乏有关急性胃炎的流行病学调查。

二、病因

急性胃炎的病因众多,大致有外源和内源两大类,包括急性应激、化学性损伤(如药物、乙醇、胆汁、胰液)和急性细菌感染等。

(一)外源因素

1.药物

各种非甾体抗炎药(NSAIDs),包括阿司匹林、吲哚美辛、吡罗昔康和多种含有该类成分复方药物。另外常见的有糖皮质激素和某些抗生素及氯化钾等均可导致胃黏膜损伤。

2.乙醇

主要是大量酗酒可致急性胃黏膜胃糜烂或出血。

3.生物性因素

沙门菌、嗜盐菌和葡萄球菌等细菌或其毒素可使胃黏膜充血水肿和糜烂。幽门螺杆菌(Hp)感染可引起急、慢性胃炎,发病机制类似,将在慢性胃炎节中

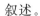

叙述。

4.其他

某些机械性损伤(包括胃内异物或胃柿石等)可损伤胃黏膜。放射疗法可致胃黏膜受损。偶可见因吞服腐蚀性化学物质(强酸或强碱或来苏水及氯化汞、砷、磷等)引起的腐蚀性胃炎。

(二)内源因素

1.应激因素

多种严重疾病如严重创伤、烧伤或大手术及颅脑病变和重要脏器功能衰竭等可导致胃黏膜缺血、缺氧而损伤。通常称为应激性胃炎,如果是脑血管病变、头颅部外伤和脑手术后引起的胃、十二指肠急性溃疡称为 Cushing 溃疡,而大面积烧灼伤所致溃疡称为 Curling 溃疡。

2.局部血供缺乏

局部血供缺乏主要是腹腔动脉栓塞治疗后或少数因动脉硬化致胃动脉的血栓形成或栓塞引起供血不足。另外,还可见于肝硬化门静脉高压并发上消化道出血者。

3.急性蜂窝织炎或化脓性胃炎

此两者甚少见。

三、病理生理学和病理组织学

(一)病理生理学

胃黏膜防御机制包括黏膜屏障、黏液屏障、黏膜上皮修复、黏膜和黏膜下层丰富的血流、前列腺素和肽类物质(表皮生长因子等)和自由基清除系统。上述结果破坏或保护因素减少,使胃腔中的 H^+ 逆弥散至胃壁,肥大细胞释放组胺,则血管充血甚或出血、黏膜水肿及间质液渗出,同时可刺激壁细胞分泌盐酸、主细胞分泌胃蛋白酶原。若致病因子损及腺颈部细胞,则胃黏膜修复延迟、更新受阻而出现糜烂。

严重创伤、大手术、大面积烧伤、脑血管意外和严重脏器功能衰竭及其休克或者败血症等所致的急性应激的发生机制:急性应激→皮质-垂体前叶-肾上腺皮质轴活动亢进、交感-副交感神经系统失衡→机体的代偿功能不足→不能维持胃黏膜微循环的正常运行→黏膜缺血、缺氧→黏液和碳酸氢盐分泌减少及内源性前列腺素合成不足→黏膜屏障破坏和氢离子反弥散→降低黏膜内 pH→进一步损伤血管与黏膜→糜烂和出血。

NSAIDs 所引起者则为抑制环氧合酶（COX）致使前列腺素产生减少，黏膜缺血、缺氧。氯化钾和某些抗生素或抗肿瘤药等则可直接刺激胃黏膜引起浅表损伤。

乙醇可致上皮细胞损伤和破坏，黏膜水肿、糜烂和出血。另外幽门关闭不全、胃切除（主要是 Billroth Ⅱ 式）术后可引起十二指肠-胃反流，则此时由胆汁和胰液等组成的碱性肠液中的胆盐、溶血磷脂酰胆碱、磷脂酶 A 和其他胰酶可破坏胃黏膜屏障，引起急性炎症。

门静脉高压可致胃黏膜毛细血管和小静脉扩张及黏膜水肿，组织学表现为只有轻度或无炎症细胞浸润，可有显性或非显性出血。

（二）病理学改变

急性胃炎主要病理和组织学表现以胃黏膜充血水肿，表面有片状渗出物或黏液覆盖为主。黏膜皱襞上可见局限性或弥漫性陈旧性或新鲜出血与糜烂，糜烂加深可累及胃腺体。

显微镜下则可见黏膜固有层多少不等的中性粒细胞、淋巴细胞、浆细胞和少量嗜酸性粒细胞浸润，可有水肿。表面的单层柱状上皮细胞和固有腺体细胞出现变性与坏死。重者黏膜下层亦有水肿和充血。

对于腐蚀性胃炎若接触了高浓度的腐蚀物质且长时间，则胃黏膜出现凝固性坏死、糜烂和溃疡，重者穿孔或出血甚至腹膜炎。

另外，少见的化脓性胃炎可表现为整个胃壁（主要是黏膜下层）炎性增厚，大量中性粒细胞浸润，黏膜坏死。可有胃壁脓性蜂窝织炎或胃壁脓肿。

四、临床表现

（一）症状

部分患者可有上腹痛、腹胀、恶心、呕吐和嗳气及食欲缺乏等。如伴胃黏膜糜烂出血，则有呕血和/或黑粪，大量出血可引起出血性休克。有时上腹胀气明显。细菌感染致者可出现腹泻等。并有疼痛、吞咽困难和呼吸困难（由于喉头水肿）。腐蚀性胃炎可吐出血性黏液，严重者可发生食管或胃穿孔，引起胸膜炎或弥漫性腹膜炎。化脓性胃炎起病常较急，有上腹剧痛、恶心和呕吐、寒战和高热，血压可下降，出现中毒性休克。

（二）体征

上腹部压痛是常见体征，尤其多见于严重疾病引起的急性胃炎出血者。腐蚀性胃炎因口腔黏膜、食管黏膜和胃黏膜都有损害,口腔、咽喉黏膜充血、水肿和糜烂。化脓性胃炎有时体征酷似急腹症。

五、辅助检查

急性糜烂出血性胃炎的确诊有赖于急诊胃镜检查,一般应在出血后 $24\sim48$ 小时内进行,可见到以多发性糜烂、浅表溃疡和出血灶为特征的急性胃黏膜病损。黏液糊或者可有新鲜或陈旧血液。一般急性应激所致的胃黏膜病损以胃体、胃底部为主,而 NSAIDs 或乙醇所致的则以胃窦部为主。注意 X 线钡剂检查并无诊断价值。出血者做呕吐物或大便潜血试验、红细胞计数和血红蛋白测定。感染因素引起者,做白细胞计数和分类检查,以及大便常规和培养。

六、诊断和鉴别诊断

主要由病史和症状做出拟诊,而经胃镜检查得以确诊。但吞服腐蚀物质者禁忌胃镜检查。有长期服 NSAIDs、酗酒及临床重危患者,均应想到急性胃炎可能。对于鉴别诊断,腹痛为主者,应通过反复询问病史而与急性胰腺炎、胆囊炎和急性阑尾炎等急腹症,甚至急性心肌梗死相鉴别。

七、治疗

(一)基础治疗

基础治疗包括给予镇静、禁食、补液、解痉、止吐等对症支持治疗。此后给予流质或半流质饮食。

(二)针对病因治疗

针对病因治疗包括根除 Hp、去除 NSAIDs 或乙醇等诱因。

(三)对症处理

表现为反酸、上腹隐痛、烧灼感和嘈杂者,给予 H_2 受体阻滞剂或质子泵抑制剂。以恶心、呕吐或上腹胀闷为主者可选用甲氧氯普胺、多潘立酮或莫沙必利等促动力药。以痉挛性疼痛为主者,可给予莨菪碱等药物进行对症处理。

有胃黏膜糜烂、出血者,可用抑制胃酸分泌的 H_2 受体阻滞剂或质子泵抑制剂外,还可同时应用胃黏膜保护药(如硫糖铝或铝碳酸镁等)。

对于较大量的出血则应采取综合措施进行抢救。当并发大量出血时,可以冰水洗胃或在冰水中加去甲肾上腺素(每 200 mL 冰水中加 8 mL),或同管内滴注碳酸氢钠,浓度为 1 000 mmol/L,24 小时滴 1 L,使胃内 pH 保持在 5 以上。

凝血酶是有效的局部止血药,并有促进创面愈合作用,大剂量时止血作用显著。常规的止血药,如卡巴克络、抗血栓溶芳酸和酚磺乙胺等可静脉应用,但效果一般。内镜下止血往往可收到较好效果。

八、并发症的诊断、预防和治疗

急性胃炎的并发症包括穿孔,腹膜炎,水、电解质紊乱和酸碱失衡等。为预防细菌感染者选用抗生素治疗,因过度呕吐导致脱水者及时补充水和电解质,并适时检测血气分析,必要时纠正酸碱平衡紊乱。对于穿孔或腹膜炎者,则必要时外科治疗。

九、预后

病因去除后,急性胃炎多在短期内恢复正常。相反病因长期持续存在,则可转为慢性胃炎。由于绝大多数慢性胃炎的发生与 Hp 感染有关,而 Hp 自发清除少见,故慢性胃炎可持续存在,但多数患者无症状。流行病学研究显示,部分 Hp 相关性胃窦炎(<20%)可发生十二指肠溃疡。

第二节　慢 性 胃 炎

慢性胃炎是由各种病因引起的胃黏膜慢性炎症。根据新悉尼胃炎系统和我国 2006 年颁布的《中国慢性胃炎共识意见》标准,由内镜及病理组织学变化,将慢性胃炎分为非萎缩性(浅表性)胃炎及萎缩性胃炎两大基本类型和一些特殊类型胃炎。

一、流行病学

幽门螺杆菌(Hp)感染为慢性非萎缩性胃炎的主要病因。大致上说来,慢性非萎缩性胃炎发病率与 Hp 感染情况相平行,慢性非萎缩性胃炎流行情况因不同国家、不同地区 Hp 感染情况而异。一般 Hp 感染率在发展中国家高于发达国家,感染率随年龄增加而升高。我国属 Hp 高感染率国家,估计人群中 Hp 感染率为 40%～70%。慢性萎缩性胃炎是原因不明的慢性胃炎,在我国是一种常见病、多发病,在慢性胃炎中占 10%～20%。

二、病因

(一)慢性非萎缩性胃炎的常见病因

1.Hp 感染

Hp 感染是慢性非萎缩性胃炎最主要的病因,两者的关系符合 Koch 提出的确定病原体为感染性疾病病因的 4 项基本要求,即该病原体存在于该病的患者中,病原体的分布与体内病变分布一致,清除病原体后疾病可好转,在动物模型中该病原体可诱发与人相似的疾病。

研究表明,80%~95%的慢性活动性胃炎患者胃黏膜中有 Hp 感染,5%~20%的 Hp 阴性率反映了慢性胃炎病因的多样性;Hp 相关胃炎者,Hp 胃内分布与炎症分布一致;根除 Hp 可使胃黏膜炎症消退,一般中性粒细胞消退较快,但淋巴细胞、浆细胞消退需要较长时间;志愿者和动物模型中已证实 Hp 感染可引起胃炎。

Hp 感染引起的慢性非萎缩性胃炎中胃窦为主全胃炎患者胃酸分泌可增加,十二指肠溃疡发生的危险度较高;而胃体为主全胃炎患者胃溃疡和胃癌发生的危险性增加。

2.胆汁和其他碱性肠液反流

幽门括约肌功能不全时含胆汁和胰液的十二指肠液反流入胃,可削弱胃黏膜屏障功能,使胃黏膜遭到消化液作用,产生炎症、糜烂、出血和上皮化生等病变。

3.其他外源因素

酗酒、服用 NSAIDs 等药物、某些刺激性食物等均可反复损伤胃黏膜。这类因素均可各自或与 Hp 感染协同作用而引起或加重胃黏膜慢性炎症。

(二)慢性萎缩性胃炎的主要病因

1973 年,Strickland 将慢性萎缩性胃炎分为 A、B 两型,A 型是胃体弥漫萎缩,导致胃酸分泌下降,影响维生素 B_{12} 及内因子的吸收,因此常合并恶性贫血,与自身免疫有关;B 型在胃窦部,少数人可发展成胃癌,与 Hp、化学损伤(胆汁反流、非皮质激素消炎药、吸烟、酗酒等)有关,我国 80%以上的属于第 2 类。

胃内攻击因子与防御修复因子失衡是慢性萎缩性胃炎发生的根本原因。具体病因与慢性非萎缩性胃炎相似,包括 Hp 感染;长期饮浓茶、烈酒、咖啡、过热、过冷、过于粗糙的食物,可导致胃黏膜的反复损伤;长期大量服用非甾体抗炎药(如阿司匹林、吲哚美辛等)可抑制胃黏膜前列腺素的合成,破坏黏膜屏障;烟草中的尼古丁不仅影响胃黏膜的血液循环,还可导致幽门括约肌功能紊乱,造成胆汁反流;各种原因的胆汁反流均可破坏黏膜屏障造成胃黏膜慢性炎症改变。比较特殊的是壁细胞抗原和抗体结合形成免疫复合体在补体参与下,破坏壁细胞;胃黏膜营养因子(如促胃液素、表皮生长因子等)缺乏;心力衰竭、动脉硬化、肝硬化合并门脉高压、糖尿病、甲状腺病、慢性肾上腺皮质功能减退、尿毒症、干燥综合征、胃血流量不足及精神因素等均可导致胃黏膜萎缩。

三、病理生理学和病理学

(一)病理生理学

1.Hp 感染

Hp 感染途径为粪-口或口-口途径,其外壁靠黏附素而紧贴胃上皮细胞。

Hp 感染的持续存在,致使腺体破坏,最终发展成为萎缩性胃炎。而感染 Hp 后胃炎的严重程度则除了与细菌本身有关外,还决定与患者机体情况和外界环境。如带有空泡毒素(VacA)和细胞毒相关基因(CagA)者,胃黏膜损伤明显较重。患者的免疫应答反应强弱、其胃酸的分泌情况、血型、民族和年龄差异等也影响胃黏膜炎症程度。此外,患者饮食情况也有一定作用。

2.自身免疫机制

研究早已证明,以胃体萎缩为主的 A 型萎缩性胃炎患者血清中,存在壁细胞抗体(PCA)和内因子抗体(IFA)。前者的抗原是壁细胞分泌小管微绒毛膜上的质子泵 H^+,K^+-ATP 酶,它破坏壁细胞而使胃酸分泌减少。而 IFA 则对抗内因子(壁细胞分泌的一种糖蛋白),使食物中的维生素 B_{12} 无法与后者结合被末端回肠吸收,最后引起维生素 B_{12} 吸收不良,甚至导致恶性贫血。IFA 具有特异性,几乎仅见于胃萎缩伴恶性贫血者。

造成胃酸和内因子分泌减少或丧失,恶性贫血是 A 型萎缩性胃炎的终末阶段,是自身免疫性胃炎最严重的标志。当泌酸腺完全萎缩时称为胃萎缩。

另外,近年发现 Hp 感染者中也存在着自身免疫反应,其血清抗体能与宿主胃黏膜上皮及黏液起交叉反应,如菌体 LewisX 和 LewisY 抗原。

3.外源损伤因素破坏胃黏膜屏障

碱性十二指肠液反流等,可减弱胃黏膜屏障功能。致使胃腔内 H^+ 通过损害的屏障,反弥散入胃黏膜内,使炎症不易消散。长期慢性炎症,又加重屏障功能的减退,如此恶性循环使慢性胃炎久治不愈。

4.生理因素和胃黏膜营养因子缺乏

萎缩性变化和肠化生等皆与衰老相关,而炎症细胞浸润程度与年龄关系不大。这主要是老龄者的退行性变-胃黏膜小血管扭曲,小动脉壁玻璃样变性,管腔狭窄导致黏膜营养不良、分泌功能下降。

新近研究证明,某些胃黏膜营养因子(胃泌素、表皮生长因子等)缺乏或胃黏膜感觉神经终器对这些因子不敏感可引起胃黏膜萎缩。如手术后残胃炎原因之一是 G 细胞数量减少,而引起胃泌素营养作用减弱。

5.遗传因素

萎缩性胃炎、低酸或无酸、维生素 B_{12} 吸收不良的患病率和 PCA、IFA 的阳性率很高,提示可能有遗传因素的影响。

(二)病理学

慢性胃炎病理变化是由胃黏膜损伤和修复过程所引起。病理组织学的描述包括活动性慢性炎症、萎缩和化生及异型增生等。此外,在慢性炎症过程中,胃黏膜也有反应性增生变化,如胃小凹上皮过形成、黏膜肌增厚、淋巴滤泡形成、纤维组织和腺管增生等。

近几年对于慢性胃炎尤其是慢性萎缩性胃炎的病理组织学,有不少新的进展。以下结合 2006 年 9 月中华医学会消化病学分会的"全国第二次慢性胃炎共识会议"中制定的慢性胃炎诊治的共识意见,论述以下关键进展问题。

1.萎缩的定义

1996 年,新悉尼系统把萎缩定义为"腺体的丧失",这是模糊而易产生歧义的定义,反映了当时肠化是否属于萎缩,病理学家间有不同认识。其后国际上一个病理学家的自由组织——萎缩联谊会(Atrophy Club 2000)进行了 3 次研讨会,并在 2002 年发表了对萎缩的新分类,12 位学者中有 8 位也曾是悉尼系统的执笔者,故此意见可认为是悉尼系统的补充和发展,有很高权威性。

萎缩联谊会把萎缩新定义为"萎缩是胃固有腺体的丧失",将萎缩分为 3 种情况:无萎缩、未确定萎缩和萎缩。进而将萎缩分两个类型:非化生性萎缩和化生性萎缩。前者特点是腺体丧失伴有黏膜固有层中的纤维化或纤维肌增生;后者是胃黏膜腺体被化生的腺体所替换。这两类萎缩的程度分级仍用最初悉尼系统标准和新悉尼系统的模拟评分图,分为 4 级,即无、轻度、中度和重度萎缩。国际的萎缩新定义对我国来说不是新的,我国学者早年就认为"肠化或假幽门腺化生不是胃固有腺体,因此尽管胃腺体数量未减少,但也属萎缩",并在全国第一届慢性胃炎共识会议做了说明。

对于上述第 2 个问题,答案显然是肯定的。这是因为多灶性萎缩性胃炎的胃黏膜萎缩呈灶状分布,即使活检块数少,只要病理活检发现有萎缩,就可诊断为萎缩性胃炎。在此次全国慢性胃炎共识意见中强调,需注意取材于糜烂或溃疡边缘的组织易存在萎缩,但不能简单地视为萎缩性胃炎。此外,活检组织太浅、组织包埋方向不当等因素均可影响萎缩的判断。

"未确定萎缩"是国际新提出的观点,认为黏膜层炎症很明显时,单核细胞密集浸润造成腺体被取代、移置或隐匿,以致难以判断这些"看来似乎丧失"的腺体是否真正丧失,此时暂先诊断为"未确定萎缩",最后诊断延期到炎症明显消退(大部分在 Hp 根除治疗 3～6 个月后),再取活检时做出。对萎缩的诊断采取了比较谨慎的态度。

目前,我国共识意见并未采用此概念。因为:①炎症明显时腺体被破坏、数量减少,在这个时点上,病理按照萎缩的定义可以诊断为萎缩,非病理不能。②一般临床希望活检后有病理结论,病理如不作诊断,会出现临床难出诊断、对治疗效果无法评价的情况。尤其在临床研究上,设立此诊断项会使治疗前或后失去相当一部分统计资料。慢性胃炎是个动态过程,炎症可以有两个结局:完全修复和不完全修复(纤维化和肠化),炎症明显期病理无责任预言今后趋向哪个结局。可以预料对萎缩采用的诊断标准不一,治疗有效率也不一,采用"未确定萎缩"的研究课题,因为事先去除了一部分可逆的萎缩,萎缩的可逆性就低。

2.肠化分型的临床意义与价值用

AB-PAS 和 HID-AB 黏液染色能区分肠化亚型,然而,肠化分型的意义并未明了。传统观念认为,肠化亚型中的小肠型和完全型肠化无明显癌前病变意义,而大肠型肠化的胃癌发生危险性增高,从而引起临床的重视。支持肠化分型有意义的学者认为化生是细胞表型的一种非肿瘤性改变,通常在长期不利的环境作用下出现。这种表型改变可以是干细胞内出现体细胞突变的结果,或是表现遗传修饰的变化导致后代细胞向不同方向分化的结果。胃内肠化生部位发现很多遗传改变,这些改变甚至可出现在异型增生前。他们认为肠化生中不完全型结肠型者,具有大多数遗传学改变,有发生胃癌的危险性。但近年越来越多的临床资料显示其预测胃癌价值有限而更强调重视肠化范围,肠化分布范围越广,其发生胃癌的危险性越高。10 多年来罕有从大肠型肠化随访发展成癌的报道。另一方面,从病理检测的实际情况看,肠化以混合型多见,大肠型肠化的检出率与活检块数有密切关系,即活检块数越多,大肠型肠化检出率越高。客观地讲,该型肠化生的遗传学改变和胃不典型增生(上皮内瘤)的改变相似。因此,对肠化分型的临床意义和价值的争论仍未有定论。

3.关于异型增生

异型增生(上皮内瘤变)是重要的胃癌癌前病变。分为轻度和重度(或低级别和高级别)两级。异型增生和上皮内瘤变是同义词,后者是 WHO 国际癌症研究协会推荐使用的术语。

4.萎缩和肠化发生过程是否存在不可逆转点

胃黏膜萎缩的产生主要有两种途径:一是干细胞区室和/或腺体被破坏;二是选择性破坏特定的上皮细胞而保留干细胞。这两种途径在慢性 Hp 感染中均可发生。

萎缩与肠化的逆转报道已经不在少数,但是否所有病患均有逆转可能,是否在萎缩的发生与发展过程中存在某一不可逆转点。这一转折点是否可能为肠化生,已明确 Hp 感染可诱发慢性胃炎,经历慢性炎症→萎缩→肠化→异型增生等多个步骤最终发展至胃癌(Correa 模式)。可否通过根除 Hp 来降低胃癌发生危险性始终是近年来关注的热点。多数研究表明,根除 Hp 可防止胃黏膜萎缩和肠化的进一步发展,但萎缩、肠化是否能得到逆转尚待更多研究证实。

Mera 和 Correa 等最新报道了一项长达 12 年的大型前瞻性随机对照研究,纳入 795 例具有胃癌前病变的成人患者,随机给予他们抗 Hp 治疗和/或抗氧化治疗。他们观察到萎缩黏膜在 Hp 根除后持续保持阴性 12 年后可以完全消退,而肠化黏膜也有逐渐消退的趋向,但可能需要随访更长时间。他们认为通过抗 Hp 治疗来进行胃癌的化学预防是可行的策略。

但是,部分学者认为在考虑萎缩的可逆性时,需区分缺失腺体的恢复和腺体内特定细胞的再生。在后一种情况下,干细胞区室被保留,去除有害因素可使壁细胞和主细胞再生,并完全恢复腺体功能。当腺体及干细胞被完全破坏后,腺体的恢复只能由周围未被破坏的腺窝单元来完成。

当萎缩伴有肠化生时,逆转机会进一步减小。如果肠化生是对不利因素的适应性反应,而且不利因素可以被确定和去除,此时肠化生有可能逆转。但是,肠化生还有很多其他原因,如胆汁反流、高盐饮食、乙醇。这意味着即使在 Hp 感染个体,感染以外的其他因素亦可以引发或加速化生的发生。如果肠化生是稳定的干细胞内体细胞突变的结果,则改变黏膜的环境也许不能使肠化生逆转。

曾经有 34 篇文献,根治 Hp 后萎缩可逆和无好转的基本各占一半,主要由于萎缩诊断标准、随访时间和间隔长短、活检取材部位和数量不统一所造成。建议今后制订统一随访方案,联合各医疗单位合作研究,使能得到大宗病例的统计资料。根治 Hp 可以产生某些有益效应,如消除炎症,消除活性氧所致的 DNA

损伤,缩短细胞更新周期,提高低胃酸者的泌酸量,并逐步恢复胃液维生素 C 的分泌。在预防胃癌方面,这些已被证实的结果可能比希望萎缩和肠化生逆转重要得多。

实际上,国际著名学者对有否此不可逆转点也有争论。如美国的 Correa 教授并不认同它的存在,而英国 Aberdeen 大学的 Emad Munir El-Omar 教授则强烈认为在异型增生发展至胃癌的过程中有某个节点,越过此则基本处于不可逆转阶段,但至今为止尚未明确此点的确切位置。

四、临床表现

流行病学研究表明,多数慢性非萎缩性胃炎患者无任何症状。少数患者可有上腹痛或不适、上腹胀、早饱、嗳气、恶心等非特异性消化不良症状。某些慢性萎缩性胃炎患者可有上腹部灼痛、胀痛、钝痛或胀闷且以餐后为著,食欲缺乏、恶心、嗳气、便秘或腹泻等症状。内镜检查和胃黏膜组织学检查结果与慢性胃炎患者症状的相关分析表明,患者的症状缺乏特异性,且症状之有无及严重程度与内镜所见及组织学分级并无肯定的相关性。

伴有胃黏膜糜烂者,可有少量或大量上消化道出血,长期少量出血可引起缺铁性贫血。胃体萎缩性胃炎可出现恶性贫血,常有全身衰弱、疲软、神情淡漠、隐性黄疸,消化道症状一般较少。

体征多不明显,有时上腹轻压痛,胃体胃炎严重时可有舌炎和贫血。

慢性萎缩性胃炎的临床表现不仅缺乏特异性,而且与病变程度并不完全一致。

五、辅助检查

(一)胃镜及活组织检查

1.胃镜检查

随着内镜器械的长足发展,内镜观察更加清晰。内镜下慢性非萎缩性胃炎可见红斑(点状、片状、条状),黏膜粗糙不平,出血点(斑),黏膜水肿及渗出等基本表现,尚可见糜烂及胆汁反流。萎缩性胃炎则主要表现为黏膜色泽白,不同程度的皱襞变平或消失。在不过度充气状态下,可透见血管纹,轻度萎缩时见到模糊的血管,重度时看到明显血管分支。内镜下肠化黏膜呈灰白色颗粒状小隆起,重者贴近观察有绒毛状变化。肠化也可以呈平坦或凹陷外观的。如果喷撒亚甲蓝色素,肠化区可能出现被染上蓝色,非肠化黏膜不着色。

胃黏膜血管脆性增加可致黏膜下出血,谓之壁内出血,表现为水肿或充血胃黏膜上见点状、斑状或线状出血,可多发、新鲜和陈旧性出血相混杂。如观察到黑色附着物常提示糜烂等致出血。

值得注意的是,少数 Hp 感染性胃炎可有胃体部皱襞肥厚,甚至宽度达到 5 mm 以上,且在适当充气后皱襞不能展平,用活检钳将黏膜提起时,可见帐篷征,这是和恶性浸润性病变鉴别点之一。

2.病理组织学检查

萎缩的确诊依赖于病理组织学检查。萎缩的肉眼与病理之符合率仅为 38%～78%,这与萎缩或肠化甚至 Hp 的分布都是非均匀的,或者说多灶性萎缩性胃炎的胃黏膜萎缩呈灶状分布有关。当然,只要病理活检发现有萎缩,就可诊断为萎缩性胃炎。但如果未能发现萎缩,却不能轻易排除之。如果不取足够多的标本或者内镜医师并未在病变最重部位(这也需要内镜医师的经验)活检,则有可能遗漏病灶。反之,当在糜烂或溃疡边缘的组织活检时,即使病理发现了萎缩,却不能简单地视为萎缩性胃炎,这是因为活检组织太浅、组织包埋方向不当等因素均可影响萎缩的判断。还有,根除 Hp 可使胃黏膜活动性炎症消退,慢性炎症程度减轻。一些因素可影响结果的判断,如:①活检部位的差异。②Hp 感染时胃黏膜大量炎症细胞浸润,形如萎缩;但根除 Hp 后胃黏膜炎症细胞消退,黏膜萎缩、肠化可望恢复。然而在胃镜活检取材多少问题上,病理学家的要求与内镜医师出现了矛盾。从病理组织学观点来看,5 块或更多则有利于组织学的准确判断,然而,就内镜医师而言,考虑到患者的医疗费用,主张 2～3 块即可。

(二)Hp 检测

活组织病理学检查时可同时检测 Hp,并可在内镜检查时多取 1 块组织做快速尿素酶检查以增加诊断的可靠性。其他检查 Hp 的方法包括:①胃黏膜直接涂片或组织切片,然后以 Gram 或 Giemsa 或 Warthin-Starry 染色(经典方法),甚至 HE 染色,免疫组化染色则有助于检测球形 Hp。②细菌培养,为金标准;需特殊培养基和微需氧环境,培养时间 3～7 天,阳性率可能不高但特异性高,且可做药物敏感试验。③血清 Hp 抗体测定,多在流行病学调查时用。④尿素呼吸试验,是一种非侵入性诊断法,口服 ^{13}C 或 ^{14}C 标记的尿素后,检测患者呼气中的 $^{13}CO_2$ 或 $^{14}CO_2$ 量,结果准确。⑤聚合酶链反应法(PCR 法),能特异地检出不同来源标本中的 Hp。

根除 Hp 治疗后,可在胃镜复查时重复上述检查,亦可采用非侵入性检查手段,如 ^{13}C 或 ^{14}C 尿素呼气试验、粪便 Hp 抗原检测及血清学检查。应注意,近期使用抗生素、质子泵抑制剂、铋剂等药物,因有暂时抑制 Hp 作用,会使上述检查

(血清学检查除外)呈假阴性。

(三)X线钡剂检查

主要是以很好地显示胃黏膜相的气钡双重造影。对于萎缩性胃炎,常常可见胃皱襞相对平坦和减少。但依靠X线诊断慢性胃炎价值不如胃镜和病理组织学。

(四)实验室检查

1.胃酸分泌功能测定

非萎缩性胃炎胃酸分泌常正常,有时可以增高。萎缩性胃炎病变局限于胃窦时,胃酸可正常或低酸,低酸是由于泌酸细胞数量减少和H^+向胃壁反弥散所致。测定基础胃酸分泌量(BAO)及注射组胺或五肽胃泌素后测定最大胃酸分泌量(MAO)和高峰胃酸分泌量(PAO)以判断胃泌酸功能,有助于萎缩性胃炎的诊断及指导临床治疗。A型慢性萎缩性胃炎患者多无酸或低酸,B型慢性萎缩性胃炎患者可正常或低酸,往往在给予酸分泌刺激药后,也不见胃液和胃酸分泌。

2.胃蛋白酶原(PG)测定

胃体黏膜萎缩时血清PGⅠ水平及PGⅠ/Ⅱ比例下降,严重时可伴餐后血清G-17水平升高;胃窦黏膜萎缩时餐后血清G-17水平下降,严重时可伴PGⅠ水平及PGⅠ/Ⅱ比例下降。然而,这主要是一种统计学上的差异(图5-1)。

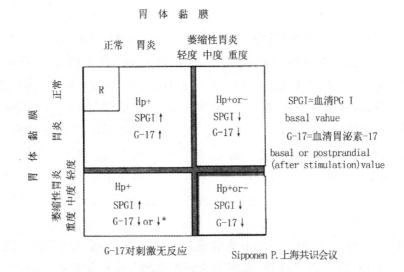

图5-1 胃蛋白酶原测定

有学者发现无症状胃癌患者,本法85%阳性,PGⅠ或比值降低者,推荐进一步胃镜检查,以检出伴有萎缩性胃炎的胃癌。该试剂盒用于诊断萎缩性胃炎和判断胃癌倾向在欧洲国家应用要多于我国。

3.血清促胃液素测定

如果以放射免疫法检测血清促胃液素,则正常值应低于 100 pg/mL。慢性萎缩性胃炎胃体为主时,因壁细胞分泌胃酸缺乏、反馈性地 G 细胞分泌促胃液素增多,致促胃液素中度升高。特别是当伴有恶性贫血时,该值可达 1 000 pg/mL 或更高。注意此时要与胃泌素瘤相鉴别,后者是高胃酸分泌。慢性萎缩性胃炎以胃窦为主时,空腹血清促胃液素正常或降低。

4.自身抗体

血清 PCA 和 IFA 阳性对诊断慢性胃体萎缩性胃炎有帮助,尽管血清 IFA 阳性率较低,但胃液中 IFA 的阳性,则十分有助于恶性贫血的诊断。

5.血清维生素 B_{12} 浓度和维生素 B_{12} 吸收试验

慢性胃体萎缩性胃炎时,维生素 B_{12} 缺乏,常低于 200 ng/L。维生素 B_{12} 吸收试验(Schilling 试验)能检测维生素 B_{12} 在末端回肠吸收情况且可与回盲部疾病和严重肾功能障碍相鉴别。同时服用 ^{58}Co 和 ^{57}Co(加有内因子)标记的氰钴素胶囊。此后收集 24 小时尿液。如两者排出率均大于 10% 则正常,若尿中 ^{58}Co 排出率低于 10%,而 ^{57}Co 的排出率正常则常提示恶性贫血;而两者均降低的常常是回盲部疾病或者肾衰竭者。

六、诊断和鉴别诊断

(一)诊断

鉴于多数慢性胃炎患者无任何症状,或即使有症状也缺乏特异性,且缺乏特异性体征,因此根据症状和体征难以做出慢性胃炎的正确诊断。慢性胃炎的确诊主要依赖于内镜检查和胃黏膜活检组织学检查,尤其是后者的诊断价值更大。

按照悉尼胃炎标准要求,完整的诊断应包括病因、部位和形态学三方面。例如,诊断为胃窦为主慢性活动性 Hp 胃炎和 NSAIDs 相关性胃炎。当胃窦和胃体炎症程度相差 2 级或以上时,加上"为主"修饰词,如"慢性(活动性)胃炎,胃窦显著"。当然这些诊断结论最好是在病理报告后给出,实际的临床工作中,胃镜医师可根据胃镜下表现给予初步诊断。病理诊断则主要根据新悉尼胃炎系统如图 5-2 所示。

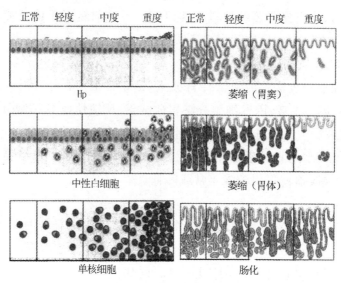

图 5-2　新悉尼胃炎系统

对于自身免疫性胃炎诊断,要予以足够的重视。因为胃体活检者甚少,或者很少开展 PCA 和 IFA 的检测,诊断该病者很少。为此,如果遇到以全身衰弱和贫血为主要表现,而上消化道症状往往不明显者,应做血清促胃液素测定和/或胃液分析,异常者进一步做维生素 B_{12} 吸收试验,血清维生素 B_{12} 浓度测定可获确诊。注意不能仅仅凭活检组织学诊断本病,特别标本数少时,这是因为 Hp 感染性胃炎后期,胃窦肠化,Hp 上移,胃体炎症变得显著,可与自身免疫性胃炎表现相重叠,但后者胃窦黏膜的变化很轻微。另外,淋巴细胞性胃炎也可出现类似情况,而其并无泌酸腺萎缩。A 型、B 型萎缩性胃炎特点见表 5-1。

表 5-1　A 型和 B 型慢性萎缩性胃炎的鉴别

鉴别点	A 型慢性萎缩性胃炎	B 型慢性萎缩性胃炎
部位　胃窦	正常	萎缩
胃体	弥漫性萎缩	多然性
血清促胃液素	明显升高	不定,可以降低或不变
胃酸分泌	降低	降低或正常
自身免疫抗体(内因子抗体和壁细胞抗体)阳性率	90%	10%
恶性贫血发生率	90%	10%
可能的病因	自身免疫,遗传因素	Hp、化学损伤

（二）鉴别诊断

1.功能性消化不良

2006 年,《中国慢性胃炎共识意见》将消化不良症状与慢性胃炎做了对比:一方面慢性胃炎患者可有消化不良的各种症状;另一方面,如果一部分有消化不良症状者胃镜和病理检查无明显阳性发现,可能仅仅为功能性消化不良。当然,少数功能性消化不良患者可同时伴有慢性胃炎。这样在慢性胃炎与消化不良症状功能性消化不良之间形成较为错综复杂的关系。但一般说来,消化不良症状的有无和严重程度与慢性胃炎的内镜所见或组织学分级并无明显相关性。

2.早期胃癌和胃溃疡

几种疾病的症状有重叠或类似,但胃镜及病理检查可鉴别。重要的是,如遇到黏膜糜烂,尤其是隆起性糜烂,要多取活检和及时复查,以排除早期胃癌。这是因为即使是病理组织学诊断,也有一定局限性。主要原因:①胃黏膜组织学变化易受胃镜检查前夜的食物(如某些刺激性食物加重黏膜充血)性质、被检查者近日是否吸烟、胃镜操作者手法的熟练程度、患者恶心反应等诸种因素影响。②活检是点的调查,而慢性胃炎病变程度在整个黏膜面上并非一致,要多点活检才能做出全面估计,判断治疗效果时,尽量在黏膜病变较重的区域或部位活检,如果是治疗前后比较,则应在相同或相近部位活检。③病理诊断易受病理医师主观经验的影响。

3.慢性胆囊炎与胆石症

其与慢性胃炎症状十分相似,同时并存者亦较多。对于中年女性诊断慢性胃炎时,要仔细询问病史,必要时行胆囊 B 超检查,以了解胆囊情况。

4.其他

慢性肝炎和慢性胰腺疾病等,也可出现与慢性胃炎类似症状,在详询病史后,行必要的影像学检查和特异的实验室检查。

七、预后

慢性萎缩性胃炎常合并肠上皮化生。慢性萎缩性胃炎绝大多数预后良好,少数可癌变,其癌变率为 1%～3%。目前认为慢性萎缩性胃炎若早期发现,以及时积极治疗,病变部位萎缩的腺体是可以恢复的,其可转化为非萎缩性胃炎或被治愈,改变了以往人们对慢性萎缩性胃炎不可逆转的认识。根据萎缩性胃炎每年的癌变率为 0.5%～1.0%,那么,胃镜和病理检查的随访间期定位多长才既提高早期胃癌的诊断率,又方便患者和符合医药经济学要求。这也一直是不同地区和不同学者分歧较大的问题。在我国，城市和乡村由不同胃癌发生率和医疗条件差异。如果纯粹从疾病进展和预防角度考虑，一般认为，不伴有肠化和异型增生的萎缩性胃炎可1～2年做内镜和病理随访1次；活检有中重度萎缩伴有肠化的萎缩性胃炎1年左右随访1次。伴有轻度异型增生并剔除取于癌旁者，根据内镜和临床情况缩短至6～12个月随访1次；而重度异型增生者需立即复查胃镜和病理，必要时手术治疗或内镜下局部治疗。

八、治疗

慢性非萎缩性胃炎的治疗目的是缓解消化不良症状和改善胃黏膜炎症。治疗应尽可能针对病因，遵循个体化原则。消化不良症状的处理与功能性消化不良相同。无症状、Hp阴性的非萎缩性胃炎无须特殊治疗。

(一)一般治疗

慢性萎缩性胃炎患者，不论其病因如何，均应戒烟、忌酒，避免使用损害胃黏膜的药物如NSAIDs等，避免食用对胃黏膜有刺激性的食物和饮品，如过于酸、甜、咸、辛辣和过热、过冷食物，浓茶、咖啡等。饮食宜规律，少吃油炸、烟熏、腌制食物，不食腐烂变质的食物，多吃新鲜蔬菜和水果，所食食品要新鲜并富于营养，保证有足够的蛋白质、维生素(如维生素C和叶酸等)及铁质摄入，精神上乐观，生活要规律。

(二)针对病因或发病机制的治疗

1.根除Hp

慢性非萎缩性胃炎的主要症状为消化不良，其症状应归属于功能性消化不良范畴。目前，国内外均推荐对Hp阳性的功能性消化不良行根除治疗。因此，有消化不良症状的Hp阳性慢性非萎缩性胃炎患者均应根除Hp。另外，如果伴有胃黏膜糜烂，也该根除Hp。大量研究结果表明，根除Hp可使胃黏膜组织学得到改善；对预防消化性溃疡和胃癌等有重要意义；对改善或消除消化不良症状具有费用-疗效比优势。

2.保护胃黏膜

关于胃黏膜屏障功能的研究由来已久。1964年，美国密歇根大学Horace Willard Davenport博士首次提出"胃黏膜具有阻止H^+自胃腔向黏膜内扩散的屏障作用"。1975年，美国密歇根州Upjohn公司的Robert博士发现前列腺素可明显防止或减轻NSAIDs和应激等对胃黏膜的损伤，其效果呈剂量依赖性。从而提出细胞保护的概念。1996年，加拿大的Wallace教授较全面阐述胃黏膜屏障,根据解剖和功能将胃黏膜的防御修复分为 5 个层次——黏液-HCO$_3^-$屏障、单层柱状上皮屏障、胃黏膜血流量、免疫细胞-炎症反应和修复重建因子作用等。至关重要的上皮屏障主要包括胃上皮细胞顶膜能抵御高浓度酸、胃上皮细胞之间紧密连接、胃上皮抗原呈递,免疫探及并限制潜在有害物质,并且它们大约每72 小时完全更新一次。这说明它起着关键作用。

近年来,有关前列腺素和胃黏膜血流量等成为胃黏膜保护领域的研究热点。这与 NSAIDs 药物的广泛应用带来的不良反应日益引起学者的重视有关。美国加州大学戴维斯分校的Tarnawski教授的研究显示,前列腺素保护胃黏膜抵抗致溃疡及致坏死因素损害的机制不仅是抑制胃酸分泌。当然表皮生长因子(EGF)、成纤维生长因子(bFGF)和血管内皮生长因子(VEGF)及热休克蛋白等都是重要的黏膜保护因子,在抵御黏膜损害中起重要作用。

然而,当机体遇到有害因素强烈攻击时,仅依靠自身的防御修复能力是不够的,强化黏膜防卫能力,促进黏膜的修复是治疗胃黏膜损伤的重要环节之一。具有保护和增强胃黏膜防御功能或者防止胃黏膜屏障受到损害的一类药物统称为胃黏膜保护药。包括铝碳酸镁、硫糖铝、胶体铋剂、地诺前列酮、替普瑞酮(又名施维舒)、吉法酯(又名惠加强-G)、谷氨酰胺类(麦滋林-S)、瑞巴派特(膜固思达)等药物。另外,合欢香叶酯能增加胃黏膜更新,提高细胞再生能力,增强胃黏膜对胃酸的抵抗能力,达到保护胃黏膜作用。

3.抑制胆汁反流

促动力药如多潘立酮可防止或减少胆汁反流;胃黏膜保护药,特别是有结合胆酸作用的铝碳酸镁制剂,可增强胃黏膜屏障、结合胆酸,从而减轻或消除胆汁反流所致的胃黏膜损害。考来烯胺可络合反流至胃内的胆盐,防止胆汁酸破坏胃黏膜屏障,方法为每次 3～4 g,每天 3～4 次。

(三)对症处理

消化不良症状的治疗由于临床症状与慢性非萎缩性胃炎之间并不存在明确关系,因此症状治疗事实上属于功能性消化不良的经验性治疗。慢性胃炎伴胆汁反流者可应用促动力药(如多潘立酮)和/或有结合胆酸作用的胃黏膜保护药(如铝碳酸镁制剂)。

(1)有胃黏膜糜烂和/或以反酸、上腹痛等症状为主者,可根据病情或症状严重程度选用抗酸药、H$_2$ 受体阻滞剂或质子泵抑制剂。

(2)促动力药如多潘立酮、马来酸曲美布汀、莫沙必利、盐酸伊托必利主要用于上腹饱胀、恶心或呕吐等为主要症状者。

（3）胃黏膜保护药如硫糖铝、瑞巴派特、替普瑞酮、吉法酯、依卡倍特适用于有胆汁反流、胃黏膜损害和/或症状明显者。

（4）抗抑郁药或抗焦虑治疗：可用于有明显精神因素的慢性胃炎伴消化不良症状患者，同时应予以耐心解释或心理治疗。

（5）助消化治疗：对于伴有腹胀、食欲缺乏等消化不良症而无明显上述胃灼热、反酸、上腹饥饿痛症状者，可选用含有胃酶、胰酶和肠酶等复合酶制剂治疗。

（6）其他对症治疗：包括解痉止痛、止吐、改善贫血等。

（7）对于贫血，若为缺铁，应补充铁剂。大细胞贫血者根据维生素 B_{12} 或叶酸缺乏分别给予补充。

第三节　消化性溃疡

消化性溃疡主要指发生在胃和十二指肠的慢性溃疡，即胃溃疡（GU）和十二指肠溃疡（DU），因溃疡形成与胃酸/胃蛋白酶的消化作用有关而得名。溃疡的黏膜缺损超过黏膜肌层，不同于糜烂。

一、流行病学

消化性溃疡是全球性常见病。西方国家资料显示，自 20 世纪 50 年代以后，消化性溃疡发病率呈下降趋势。我国临床统计资料提示，消化性溃疡患病率在近十多年来亦开始呈下降趋势。本病可发生于任何年龄，但中年最为常见，DU多见于青壮年，而 GU 多见于中老年，后者发病高峰比前者约迟 10 年。男性患病比女性较多。临床上 DU 比 GU 为多见，两者之比为（2～3）：1，但有地区差异，在胃癌高发区 GU 所占的比例有增加。

二、病因和发病机制

在正常生理情况下，胃十二指肠黏膜经常接触有强侵蚀力的胃酸和在酸性环境下被激活、能水解蛋白质的胃蛋白酶。此外，还经常受摄入的各种有害物质的侵袭，但却能抵御这些侵袭因素的损害，维持黏膜的完整性，这是因为胃、十二指肠黏膜具有一系列防御和修复机制。目前认为，胃十二指肠黏膜的这一完善而有效的防御和修复机制，足以抵抗胃酸/胃蛋白酶的侵蚀。一般而言，只有当某些因素损害了这一机制才可能发生胃酸/胃蛋白酶侵蚀黏膜而导致溃疡形成。

近年的研究已经明确,Hp 和非甾体抗炎药是损害胃十二指肠黏膜屏障从而导致消化性溃疡发病的最常见病因。少见的特殊情况,当过度胃酸分泌远远超过黏膜的防御和修复作用也可能导致消化性溃疡发生。现将这些病因及其导致溃疡发生的机制分述如下。

(一)幽门螺杆菌

确认幽门螺杆菌为消化性溃疡的重要病因主要基于两方面的证据:①消化性溃疡患者的幽门螺杆菌检出率显著高于对照组的普通人群,在 DU 的检出率约为 90%、GU 为 70%~80%(幽门螺杆菌阴性的消化性溃疡患者往往能找到 NSAIDs 服用史等其他原因)。②大量临床研究肯定,成功根除幽门螺杆菌后溃疡复发率明显下降,用常规抑酸治疗后愈合的溃疡年复发率为 50%~70%,而根除幽门螺杆菌可使溃疡复发率降至 5% 以下,这就表明去除病因后消化性溃疡可获治愈。至于何以在感染幽门螺杆菌的人群中仅有少部分人(约 15%)发生消化性溃疡,一般认为,这是幽门螺杆菌、宿主和环境因素三者相互作用的不同结果。

幽门螺杆菌感染导致消化性溃疡发病的确切机制尚未阐明。目前比较普遍接受的一种假说试图将幽门螺杆菌、宿主和环境 3 个因素在 DU 发病中的作用统一起来。该假说认为,胆酸对幽门螺杆菌生长具有强烈的抑制作用,因此正常情况下幽门螺杆菌无法在十二指肠生存,十二指肠球部酸负荷增加是 DU 发病的重要环节,因为酸可使结合胆酸沉淀,从而有利于幽门螺杆菌在十二指肠球部生长。幽门螺杆菌只能在胃上皮组织定植,因此在十二指肠球部存活的幽门螺杆菌只有当十二指肠球部发生胃上皮化生才能定植下来,而据认为十二指肠球部的胃上皮化生是十二指肠对酸负荷的一种代偿反应。十二指肠球部酸负荷增加的原因,一方面与幽门螺杆菌感染引起慢性胃窦炎有关,幽门螺杆菌感染直接或间接作用于胃窦 D、G 细胞,削弱了胃酸分泌的负反馈调节,从而导致餐后胃酸分泌增加;另一方面,吸烟、应激和遗传等因素均与胃酸分泌增加有关。定植在十二指肠球部的幽门螺杆菌引起十二指肠炎症,炎症削弱了十二指肠黏膜的防御和修复功能,在胃酸/胃蛋白酶的侵蚀下最终导致 DU 发生。十二指肠炎症同时导致十二指肠黏膜分泌碳酸氢盐减少,间接增加十二指肠的酸负荷,进一步促进 DU 的发生和发展过程。

对幽门螺杆菌引起 GU 的发病机制研究较少,一般认为是幽门螺杆菌感染引起的胃黏膜炎症削弱了胃黏膜的屏障功能,胃溃疡好发于非泌酸区与泌酸区交界处的非泌酸区侧,反映了胃酸对屏障受损的胃黏膜的侵蚀作用。

（二）NSAIDs

NSAIDs 是引起消化性溃疡的另一个常见病因。大量研究资料显示，服用 NSAIDs 患者发生消化性溃疡及其并发症的危险性显著高于普通人群。临床研究报道，在长期服用 NSAIDs 患者中 10％～25％可发现胃或十二指肠溃疡，有 1％～4％的患者发生出血、穿孔等溃疡并发症。NSAIDs 引起的溃疡以 GU 较 DU 多见。溃疡形成及其并发症发生的危险性除与服用 NSAIDs 种类、剂量、疗程有关外，还与高龄、同时服用抗凝血药、糖皮质激素等因素有关。

NSAIDs 通过削弱黏膜的防御和修复功能而导致消化性溃疡发病，损害作用包括局部作用和系统作用两方面，系统作用是主要致溃疡机制，主要是通过抑制环氧合酶（COX）而起作用。COX 是花生四烯酸合成前列腺素的关键限速酶，COX 有两种异构体，即结构型 COX-1 和诱生型 COX-2。COX-1 在组织细胞中恒量表达，催化生理性前列腺素合成而参与机体生理功能调节；COX-2 主要在病理情况下由炎症刺激诱导产生，促进炎症部位前列腺素的合成。传统的 NSAIDs 如阿司匹林、吲哚美辛等旨在抑制 COX-2 而减轻炎症反应，但特异性差，同时抑制了 COX-1，导致胃肠黏膜生理性前列腺素 E 合成不足。后者通过增加黏液和碳酸氢盐分泌、促进黏膜血流增加、细胞保护等作用在维持黏膜防御和修复功能中起重要作用。

NSAIDs 和幽门螺杆菌是引起消化性溃疡发病的两个独立因素，至于两者是否有协同作用则尚无定论。

（三）胃酸和胃蛋白酶

消化性溃疡的最终形成是由于胃酸/胃蛋白酶对黏膜自身消化所致。因胃蛋白酶活性是 pH 依赖性的，在 pH＞4 时便失去活性，因此在探讨消化性溃疡发病机制和治疗措施时主要考虑胃酸。无酸情况下罕有溃疡发生及抑制胃酸分泌药物能促进溃疡愈合的事实均确证胃酸在溃疡形成过程中的决定性作用，是溃疡形成的直接原因。胃酸的这一损害作用一般只有在正常黏膜防御和修复功能遭受破坏时才能发生。

DU 患者中约有 1/3 存在五肽胃泌素刺激的 MAO 增高，其余患者 MAO 多在正常高值，DU 患者胃酸分泌增高的可能因素及其在 DU 发病中的间接及直接作用已如前述。GU 患者 BAO 及 MAO 多属正常或偏低。对此，可能解释为 GU 患者多伴多灶萎缩性胃炎，因而胃体壁细胞泌酸功能已受影响，而 DU 患者多为慢性胃窦炎，胃体黏膜未受损或受损轻微因而仍能保持旺盛的泌酸能力。

少见的特殊情况如促胃液素瘤患者,极度增加的胃酸分泌的攻击作用远远超过黏膜的防御作用,而成为溃疡形成的起始因素。近年来非幽门螺杆菌、非NSAIDs(也非胃泌素瘤)相关的消化性溃疡报道有所增加,这类患者病因未明,是否与高酸分泌有关尚有待研究。

(四)其他因素

下列因素与消化性溃疡发病有不同程度的关系。

1.吸烟

吸烟者消化性溃疡发生率比不吸烟者高,吸烟影响溃疡愈合和促进溃疡复发。吸烟影响溃疡形成和愈合的确切机制未明,可能与吸烟增加胃酸分泌、减少十二指肠及胰腺碳酸氢盐分泌、影响胃十二指肠协调运动、黏膜损害性氧自由基增加等因素有关。

2.遗传

遗传因素曾一度被认为是消化性溃疡发病的重要因素,但随着幽门螺杆菌在消化性溃疡发病中的重要作用得到认识,遗传因素的重要性受到挑战。例如,消化性溃疡的家族史可能是幽门螺杆菌感染的"家庭聚集"现象;O型血胃上皮细胞表面表达更多黏附受体而有利于幽门螺杆菌定植。因此,遗传因素的作用尚有待进一步研究。

3.急性应激

急性应激可引起应激性溃疡已是共识。但在慢性溃疡患者,情绪应激和心理障碍的致病作用却无定论。临床观察发现长期精神紧张、过劳,确实易使溃疡发作或加重,但这多在慢性溃疡已经存在时发生,因此情绪应激可能主要起诱因作用,可能通过神经内分泌途径影响胃十二指肠分泌、运动和黏膜血流的调节。

4.胃十二指肠运动异常

研究发现部分DU患者胃排空增快,这可使十二指肠球部酸负荷增大;部分GU患者有胃排空延迟,这可增加十二指肠液反流入胃,加重胃黏膜屏障损害。但目前认为,胃肠运动障碍不大可能是原发病因,但可加重幽门螺杆菌或NSAIDs对黏膜的损害。

概言之,消化性溃疡是一种多因素疾病,其中幽门螺杆菌感染和服用NSAIDs是已知的主要病因,溃疡发生是黏膜侵袭因素和防御因素失平衡的结果,胃酸在溃疡形成中起关键作用。

三、病理

DU发生在球部,前壁比较常见;GU多在胃角和胃窦小弯。组织学上,GU

大多发生在幽门腺区(胃窦)与泌酸腺区(胃体)交界处的幽门腺区一侧。幽门腺区黏膜可随年龄增长而扩大[假幽门腺化生和/或肠化生],使其与泌酸腺区之交界线上移,故老年患者 GU 的部位多较高。溃疡一般为单个,也可多个,呈圆形或椭圆形。DU 直径多小于 10 mm,GU 要比 DU 稍大。亦可见到直径大于 2 cm 的巨大溃疡。溃疡边缘光整、底部洁净,由肉芽组织构成,上面覆盖有灰白色或灰黄色纤维渗出物。活动性溃疡周围黏膜常有炎症水肿。溃疡浅者累及黏膜肌层,深者达肌层甚至浆膜层,溃破血管时引起出血,穿破浆膜层时引起穿孔。溃疡愈合时周围黏膜炎症、水肿消退,边缘上皮细胞增生覆盖溃疡面,其下的肉芽组织纤维转化,变为瘢痕,瘢痕收缩使周围黏膜皱襞向其集中。

四、临床表现

上腹痛是消化性溃疡的主要症状,但部分患者可无症状或症状较轻以至不为患者所注意,而以出血、穿孔等并发症为首发症状。典型的消化性溃疡有如下临床特点:①慢性过程,病史可达数年至数十年。②周期性发作,发作与自发缓解相交替,发作期可为数周或数月,缓解期亦长短不一,短者数周、长者数年;发作常有季节性,多在秋冬或冬春之交发病,可因精神情绪不良或过劳而诱发。③发作时上腹痛呈节律性,表现为空腹痛即餐后 2~4 小时和/或午夜痛,腹痛多为进食或服用抗酸药所缓解,典型节律性表现在 DU 多见。

(一)症状

上腹痛为主要症状,性质多为灼痛,亦可为钝痛、胀痛、剧痛或饥饿样不适感。多位于中上腹,可偏右或偏左。一般为轻至中度持续性痛。疼痛常有典型的节律性如上述。腹痛多在进食或服用抗酸药后缓解。

部分患者无上述典型表现的疼痛,而仅表现为无规律性的上腹隐痛或不适。具或不具典型疼痛者均可伴有反酸、嗳气、上腹胀等症状。

(二)体征

溃疡活动时上腹部可有局限性轻压痛,缓解期无明显体征。

五、特殊类型的消化性溃疡

(一)复合溃疡

复合溃疡指胃和十二指肠同时发生的溃疡。DU 往往先于 GU 出现。幽门梗阻发生率较高。

(二)幽门管溃疡

幽门管位于胃远端,与十二指肠交界,长约 2 cm。幽门管溃疡与 DU 相似,胃酸分泌一般较高。幽门管溃疡上腹痛的节律性不明显,对药物治疗反应较差,呕吐较多见,较易发生幽门梗阻、出血和穿孔等并发症。

(三)球后溃疡

DU 大多发生在十二指肠球部,发生在球部远段十二指肠的溃疡称球后溃疡。多发生在十二指肠乳头的近端。具 DU 的临床特点,但午夜痛及背部放射痛多见,对药物治疗反应较差,较易并发出血。

(四)巨大溃疡

巨大溃疡指直径大于 2 cm 的溃疡。对药物治疗反应较差、愈合时间较慢,易发生慢性穿透或穿孔。胃的巨大溃疡注意与恶性溃疡鉴别。

(五)老年人消化性溃疡

近年,老年人发生消化性溃疡的报道增多。临床表现多不典型,GU 多位于胃体上部甚至胃底部,溃疡常较大,易误诊为胃癌。

(六)无症状性溃疡

约 15% 消化性溃疡患者可无症状,而以出血、穿孔等并发症为首发症状。可见于任何年龄,以老年人较多见;NSAIDs 引起的溃疡近半数无症状。

六、实验室和其他检查

(一)胃镜检查

胃镜检查是确诊消化性溃疡首选的检查方法。胃镜检查不仅可对胃十二指肠黏膜直接观察、摄像,还可在直视下取活组织做病理学检查及幽门螺杆菌检测,因此胃镜检查对消化性溃疡的诊断及胃良或恶性溃疡鉴别诊断的准确性高于 X 线钡餐检查。例如,在溃疡较小或较浅时钡餐检查有可能漏诊;钡餐检查发现十二指肠球部畸形可有多种解释;活动性上消化道出血是钡餐检查的禁忌证;胃的良、恶性溃疡鉴别必须由活组织检查来确定。

内镜下消化性溃疡多呈圆形或椭圆形,也有呈线形,边缘光整,底部覆有灰黄色或灰白色渗出物,周围黏膜可有充血、水肿,可见皱襞向溃疡集中。内镜下溃疡可分为活动期(A)、愈合期(H)和瘢痕期(S)3 个病期,其中每个病期又可分为 1 和 2 两个阶段。

(二)X 线钡餐检查

适用于对胃镜检查有禁忌或不愿接受胃镜检查者。溃疡的 X 线征象有直接和间接两种：龛影是直接征象，对溃疡有确诊价值；局部压痛、十二指肠球部激惹和球部畸形、胃大弯侧痉挛性切迹均为间接征象，仅提示可能有溃疡。

(三)幽门螺杆菌检测

幽门螺杆菌检测应列为消化性溃疡诊断的常规检查项目，因为有无幽门螺杆菌感染决定治疗方案的选择。检测方法分为侵入性和非侵入性两大类。前者需通过胃镜检查取胃黏膜活组织进行检测，主要包括快速尿素酶试验、组织学检查和幽门螺杆菌培养；后者主要有^{13}C 或^{14}C 尿素呼气试验、粪便幽门螺杆菌抗原检测及血清学检查（定性检测血清抗幽门螺杆菌 IgG 抗体）。

快速尿素酶试验是侵入性检查的首选方法，操作简便、费用低。组织学检查可直接观察幽门螺杆菌，与快速尿素酶试验结合，可提高诊断准确率。幽门螺杆菌培养技术要求高，主要用于科研。^{13}C 或^{14}C 尿素呼气试验检测幽门螺杆菌敏感性及特异性高而无须胃镜检查，可作为根除治疗后复查的首选方法。

应注意，近期应用抗菌药物、质子泵抑制剂、铋剂等药物，因有暂时抑制幽门螺杆菌作用，会使上述检查（血清学检查除外）呈假阴性。

(四)胃液分析和血清促胃液素测定

一般仅在疑有促胃液素瘤时做鉴别诊断之用。

七、诊断和鉴别诊断

慢性病程、周期性发作的节律性上腹疼痛，且上腹痛可为进食或抗酸药所缓解的临床表现是诊断消化性溃疡的重要临床线索。但应注意，一方面有典型溃疡样上腹痛症状者不一定是消化性溃疡，另一方面部分消化性溃疡患者症状可不典型甚至无症状。因此，单纯依靠病史难以做出可靠诊断。确诊有赖胃镜检查。X 线钡餐检查发现龛影亦有确诊价值。

鉴别诊断本病主要临床表现为慢性上腹痛，当仅有病史和体检资料时，需与其他有上腹痛症状的疾病如肝、胆、胰、肠疾病和胃的其他疾病相鉴别。功能性消化不良临床常见且临床表现与消化性溃疡相似，应注意鉴别。如做胃镜检查，可确定有无胃、十二指肠溃疡存在。

胃镜检查如见胃、十二指肠溃疡，应注意与引起胃、十二指肠溃疡的少见特殊病因或以溃疡为主要表现的胃、十二指肠肿瘤鉴别。其中，与胃癌、促胃液素瘤的鉴别要点如下。

(一)胃癌

内镜或 X 线检查见到胃的溃疡,必须进行良性溃疡(胃溃疡)与恶性溃疡(胃癌)的鉴别。Ⅲ型(溃疡型)早期胃癌单凭内镜所见与良性溃疡鉴别有困难,放大内镜和染色内镜对鉴别有帮助,但最终必须依靠直视下取活组织检查鉴别。恶性溃疡的内镜特点:①溃疡形状不规则,一般较大;②底凹凸不平、苔污秽;③边缘呈结节状隆起;④周围皱襞中断;⑤胃壁僵硬、蠕动减弱(X 线钡餐检查亦可见上述相应的 X 线征)。活组织检查可以确诊,但必须强调,对于怀疑胃癌而一次活检阴性者,必须在短期内复查胃镜进行再次活检;即使内镜下诊断为良性溃疡且活检阴性,仍有漏诊胃癌的可能,因此对初诊为胃溃疡者,必须在完成正规治疗的疗程后进行胃镜复查,胃镜复查溃疡缩小或愈合不是鉴别良、恶性溃疡的最终依据,必须重复活检加以证实。

(二)促胃液素瘤

该病亦称 Zollinger-Ellison 综合征,是胰腺非 β 细胞瘤分泌大量促胃液素所致。肿瘤往往很小(直径<1 cm),生长缓慢,半数为恶性。大量促胃液素可刺激壁细胞增生,分泌大量胃酸,使上消化道经常处于高酸环境,导致胃、十二指肠球部和不典型部位(十二指肠降段、横段、甚或空肠近端)发生多发性溃疡。促胃液素瘤与普通消化性溃疡的鉴别要点是该病溃疡发生于不典型部位,具难治性特点,有过高胃酸分泌(BAO 和 MAO 均明显升高,且 BAO/MAO>60%)及高空腹血清促胃液素(>200 pg/mL,常>500 pg/mL)。

八、并发症

(一)出血

溃疡侵蚀周围血管可引起出血。出血是消化性溃疡最常见的并发症,也是上消化道大出血最常见的病因(约占所有病因的 50%)。

(二)穿孔

溃疡病灶向深部发展穿透浆膜层则并发穿孔。溃疡穿孔临床上可分为急性、亚急性和慢性 3 种类型,以第一种常见。急性穿孔的溃疡常位于十二指肠前壁或胃前壁,发生穿孔后胃肠的内容物漏入腹腔而引起急性腹膜炎。十二指肠或胃后壁的溃疡深至浆膜层时已与邻近的组织或器官发生粘连,穿孔时胃肠内容物不流入腹腔,称为慢性穿孔,又称为穿透性溃疡。这种穿透性溃疡改变了腹痛规律,变得顽固而持续,疼痛常放射至背部。邻近后壁的穿孔或游离穿孔较小,只引起局限性腹膜炎时称亚急性穿孔,症状较急性穿孔轻而体征较局限,且易漏诊。

(三)幽门梗阻

幽门梗阻主要是由 DU 或幽门管溃疡引起。溃疡急性发作时可因炎症水肿和幽门部痉挛而引起暂时性梗阻,可随炎症的好转而缓解;慢性梗阻主要由于瘢痕收缩而呈持久性。幽门梗阻临床表现:餐后上腹饱胀、上腹疼痛加重,伴有恶心、呕吐,大量呕吐后症状可以改善,呕吐物含发酵酸性宿食。严重呕吐可致失水和低氯低钾性碱中毒。可发生营养不良和体重减轻。体检可见胃型和胃蠕动波,清晨空腹时检查胃内有振水声。进一步做胃镜或 X 线钡剂检查可确诊。

(四)癌变

少数 GU 可发生癌变,DU 则否。GU 癌变发生于溃疡边缘,据报道癌变率在 1% 左右。长期慢性 GU 病史、年龄在 45 岁以上、溃疡顽固不愈者应提高警惕。对可疑癌变者,在胃镜下取多点活检做病理检查;在积极治疗后复查胃镜,直到溃疡完全愈合;必要时定期随访复查。

九、治疗

治疗的目的是消除病因、缓解症状、愈合溃疡、防止复发和防治并发症。针对病因的治疗如根除幽门螺杆菌,有可能彻底治愈溃疡病,是近年消化性溃疡治疗的一大进展。

(一)一般治疗

生活要有规律,避免过度劳累和精神紧张。注意饮食规律,戒烟、酒。服用 NSAIDs 者尽可能停用,即使未用亦要告诫患者今后慎用。

(二)治疗消化性溃疡的药物及其应用

治疗消化性溃疡的药物可分为抑制胃酸分泌的药物和保护胃黏膜的药物两大类,主要起缓解症状和促进溃疡愈合的作用,常与根除幽门螺杆菌治疗配合使用。现就这些药物的作用机制及临床应用分别简述如下。

1.抑制胃酸药物

溃疡的愈合与抑酸治疗的强度和时间成正比。抗酸药具中和胃酸作用,可迅速缓解疼痛症状,但一般剂量难以促进溃疡愈合,故目前多作为加强止痛的辅助治疗。H_2 受体阻滞剂(H_2RA)可抑制基础及刺激的胃酸分泌,以前一作用为主,而后一作用不如 PPI 充分。使用推荐剂量各种 H_2RA 溃疡愈合率相近,不良反应发生率均低。西咪替丁可通过血-脑屏障,偶有精神异常不良反应;与雄性激素受体结合而影响性功能;经肝细胞色素 P450 代谢而延长华法林、苯妥英钠、茶碱等药物的肝内代谢。雷尼替丁、法莫替丁和尼扎替丁上述不良反应较少。已证明 H_2RA 全天剂量于睡前顿服的疗效与一天 2 次分服相仿。由于该类药物价格较 PPI 便宜,临床上特别适用于根除幽门螺杆菌疗程完成后的后续治疗,以及某些情况下预防溃疡复发的长程维持治疗。质子泵抑制剂作用于壁细胞胃酸分泌终末步骤中的关键酶H^+,K^+-ATP酶,使其不可逆失活,因此抑酸作用比 H_2RA 更强且作用持久。与 H_2RA 相比,PPI 促进溃疡愈合的速度较快、溃疡愈合率较高,因此特别适用于难治性溃疡或 NSAIDs 溃疡患者不能停用 NSAIDs 时的治疗。对根除幽门螺杆菌治疗,PPI 与抗菌药物的协同作用较 H_2RA 好,因此是根除幽门螺杆菌治疗方案中最常用的基础药物。使用推荐剂量的各种 PPI,对消化性溃疡的疗效相仿,不良反应均少。

2.保护胃黏膜药物

硫糖铝和胶体铋目前已少用作治疗消化性溃疡的一线药物。枸橼酸铋钾(胶体次枸橼酸铋)因兼有较强抑制幽门螺杆菌作用,可作为根除幽门螺杆菌联合治疗方案的组分,但要注意此药不能长期服用,因会过量蓄积而引起神经毒性。米索前列醇具有抑制胃酸分泌、增加胃十二指肠黏膜的黏液及碳酸氢盐分泌和增加黏膜血流等作用,主要用于 NSAIDs 溃疡的预防,腹泻是常见不良反应,因会引起子宫收缩故孕妇忌服。

(三)根除幽门螺杆菌治疗

对幽门螺杆菌感染引起的消化性溃疡,根除幽门螺杆菌不但可促进溃疡愈合,而且可预防溃疡复发,从而彻底治愈溃疡。因此,凡有幽门螺杆菌感染的消化性溃疡,无论初发或复发、活动或静止、有无并发症,均应予以根除幽门螺杆菌治疗。

1.根除幽门螺杆菌的治疗方案

已证明在体内具有杀灭幽门螺杆菌作用的抗菌药物有克拉霉素、阿莫西林、甲硝唑(或替硝唑)、四环素、呋喃唑酮、某些喹诺酮类如左氧氟沙星等。PPI 及胶体铋体内能抑制幽门螺杆菌,与上述抗菌药物有协同杀菌作用。目前尚无单一药物可有效根除幽门螺杆菌,因此必须联合用药。应选择幽门螺杆菌根除率高的治疗方案力求一次根除成功。研究证明以 PPI 或胶体铋为基础加上两种抗菌药物的三联治疗方案有较高根除率。这些方案中,以 PPI 为基础的方案所含

PPI能通过抑制胃酸分泌提高口服抗菌药物的抗菌活性从而提高根除率,再者PPI本身具有快速缓解症状和促进溃疡愈合作用,因此是临床中最常用的方案。而其中,又以PPI加克拉霉素再加阿莫西林或甲硝唑的方案根除率最高。幽门螺杆菌根除失败的主要原因是患者的服药依从性问题和幽门螺杆菌对治疗方案中抗菌药物的耐药性。因此,在选择治疗方案时要了解所在地区的耐药情况,近年世界不少国家和我国一些地区幽门螺杆菌对甲硝唑和克拉霉素的耐药率在增加,应引起注意。呋喃唑酮(200 mg/d,分2次)耐药性少见、价廉,国内报道用呋喃唑酮代替克拉霉素或甲硝唑的三联疗法亦可取得较高的根除率,但要注意呋喃唑酮引起的周围神经炎和溶血性贫血等不良反应。治疗失败后的再治疗比较困难,可换用另外两种抗菌药物(阿莫西林原发和继发耐药均极少见,可以不换)如PPI加左氧氟沙星(500 mg/d,每天1次)和阿莫西林,或采用PPI和胶体铋合用再加四环素(1 500 mg/d,每天2次)和甲硝唑的四联疗法。

2.根除幽门螺杆菌治疗结束后的抗溃疡治疗

在根除幽门螺杆菌疗程结束后,继续给予一个常规疗程的抗溃疡治疗(如DU患者予PPI常规剂量、每天1次、总疗程2～4周,或H_2RA常规剂量、疗程4～6周;GU患者PPI常规剂量、每天1次、总疗程4～6周,或H_2RA常规剂量、疗程6～8周)是最理想的。这在有并发症或溃疡面积大的患者尤为必要,但对无并发症且根除治疗结束时症状已得到完全缓解者,也可考虑停药以节省药物费用。

3.根除幽门螺杆菌治疗后复查

治疗后应常规复查幽门螺杆菌是否已被根除,复查应在根除幽门螺杆菌治疗结束至少4周后进行,且在检查前停用PPI或铋剂2周,否则会出现假阴性。可采用非侵入性的[13]C或[14]C尿素呼气试验,也可通过胃镜在检查溃疡是否愈合的同时取活检做尿素酶和/或组织学检查。对未排除胃恶性溃疡或有并发症的消化性溃疡时应常规进行胃镜复查。

(四)NSAIDs溃疡的治疗、复发预防及初始预防

对服用NSAIDs后出现的溃疡,如情况允许应立即停用NSAIDs,如病情不允许可换用对黏膜损伤少的NSAIDs如特异性COX-2抑制剂(如塞来昔布)。对停用NSAIDs者,可予常规剂量常规疗程的H_2RA或PPI治疗;对不能停用NSAIDs者,应选用PPI治疗(H_2RA疗效差)。因幽门螺杆菌和NSAIDs是引起溃疡的两个独立因素,因此应同时检测幽门螺杆菌,如有幽门螺杆菌感染应同时根除幽门螺杆菌。溃疡愈合后,如不能停用NSAIDs,无论幽门螺杆菌阳性还是阴性都必须继续 PPI 或米索前列醇长程维持治疗以预防溃疡复发。对初始使用 NSAIDs 的患者是否应常规给药预防溃疡的发生仍有争论。已明确的是,对于发生 NSAIDs 溃疡并发症的高危患者,如既往有溃疡病史、高龄、同时应用抗凝血药(包括低剂量的阿司匹林)或糖皮质激素者,应常规予抗溃疡药物预防,目前认为 PPI 或米索前列醇预防效果较好。

(五)溃疡复发的预防

有效根除幽门螺杆菌及彻底停服 NSAIDs,可消除消化性溃疡的两大常见病因,因而能大大减少溃疡复发。对溃疡复发同时伴有幽门螺杆菌感染复发(再感染或复燃)者,可予根除幽门螺杆菌再治疗。下列情况则需用长程维持治疗来预防溃疡复发:①不能停用 NSAIDs 的溃疡患者,无论幽门螺杆菌阳性还是阴性(如前述)。②幽门螺杆菌相关溃疡,幽门螺杆菌感染未能被根除。③幽门螺杆菌阴性的溃疡(非幽门螺杆菌、非 NSAIDs 溃疡)。④幽门螺杆菌相关溃疡,幽门螺杆菌虽已被根除,但曾有严重并发症的高龄或有严重伴随病患者。长程维持治疗一般以 H_2RA 或 PPI 常规剂量的半量维持,而 NSAIDs 溃疡复发的预防多用 PPI 或米索前列醇,已如前述。

(六)外科手术指征

由于内科治疗的进展,目前外科手术主要限于少数有并发症者,包括:①大量出血经内科治疗无效;②急性穿孔;③瘢痕性幽门梗阻;④胃溃疡癌变;⑤严格内科治疗无效的顽固性溃疡。

十、预后

由于内科有效治疗的发展,预后远较过去为佳,病死率显著下降。死亡主要见于高龄患者,死亡的主要原因是并发症,特别是大出血和急性穿孔。

第四节　应激性溃疡

应激性溃疡(stress ulcer,SU)又称急性胃黏膜病变(acute gastric mucosa lesion,AGML)或急性应激性黏膜病(acute stress mucosal lesion,ASML),是指机体在各类严重创伤或疾病等应激状态下发生的食管、胃或十二指肠等部位黏膜的急性糜烂或溃疡。Curling 最早在 1842 年观察到严重烧伤患者易发急性胃十二指肠溃疡出血。1932 年,Cushing 报告颅脑损伤患者易伴发 SU。现已证实,SU 在重症患者中很常见,75%~100%的重症患者在进入 ICU 24 小时内发生 SU。0.6%~6.0%的 SU 并发消化道大出血,而一旦并发大出血,会导致约50%的患者死亡。SU 病灶通常较浅,很少侵及黏膜肌层以下,穿孔少见。

一、病因

诱发 SU 的病因较多,常见病因包括严重创伤及大手术后、全身严重感染、多脏器功能障碍综合征和/或多脏器功能衰竭、休克及心肺脑复苏后、心脑血管意外、严重心理应激等。其中由严重烧伤导致者又称 Curling 溃疡,继发于重型颅脑外伤的又称 Cushing 溃疡。

二、病理生理

目前认为 SU 的发生是由于胃运动、分泌、血流、胃肠激素等多种因素的综合作用,使损伤因素增强,胃黏膜防御作用减弱,不足以抵御胃酸和胃蛋白酶的侵袭,最终导致胃黏膜损害和溃疡形成(图 5-3)。

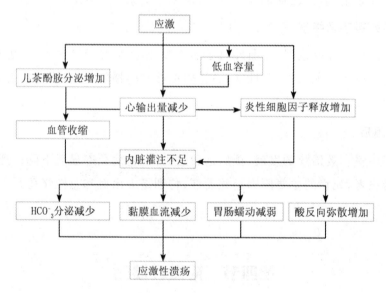

图 5-3　SU 病理生理

正常生理状态下,胃十二指肠黏膜具有一系列防御和修复机制,以抵御各种侵袭因素的损害,维持黏膜的完整性。这些防御因素主要包括上皮前的黏液和碳酸氢盐屏障、上皮细胞及上皮后的微循环。

(一)黏液和碳酸氢盐屏障

胃黏液是由黏膜上皮细胞分泌的一种黏稠、不溶性的冻胶状物,其主要成分为糖蛋白,覆盖在胃黏膜表面形成黏液层,此层将胃腔与黏膜上皮细胞顶面隔开,并与来自血流或细胞内代谢产生的 HCO_3^- 一起构成黏液和碳酸氢盐屏障。黏液层是不流动层,H^+ 在其中扩散极慢,其中的 HCO_3^- 可充分与 H^+ 中和,并造成黏液层的胃腔侧与黏膜侧之间存在 pH 梯度,从而减轻胃酸对黏膜上皮细胞的损伤。

(二)胃黏膜屏障

胃黏膜上皮细胞层是保护胃黏膜的重要组成部分,胃腔面的细胞膜由脂蛋白构成,可阻碍胃腔内 H^+ 顺浓度梯度进入细胞内,避免了细胞内 pH 降低。同时上皮细胞能在黏膜受损后进行快速迁移和增生,加快黏膜修复。

(三)黏膜血流

可为黏膜提供氧、营养物质及胃肠肽类激素等以维持其正常功能,还可及时有效清除代谢产物和逆向弥散至黏膜内的 H^+,维持局部微环境稳定。此外,胃黏膜内存在许多具有细胞保护作用的物质,如胃泌素、前列腺素、生长抑素、表皮生长因子等,有保护细胞,抑制胃酸分泌,促进上皮再生的作用。

在创伤、休克等严重应激情况下,黏膜上皮细胞功能障碍,不能产生足够的 HCO_3^- 和黏液,黏液和碳酸氢盐屏障受损;同时交感神经兴奋,使胃的运动功能减弱,幽门功能紊乱,十二指肠内容物反流入胃,加重对胃黏膜屏障的破坏;应激状态下胃黏膜缺血坏死,微循环障碍使黏膜上皮细胞更新减慢;应激时前列腺素(PGs)水平降低,儿茶酚胺大量释放,可激活并产生大量活性氧,其中的超氧离子可使细胞膜脂质过氧化,破坏细胞完整性,并减少核酸合成,使上皮细胞更新速度减慢,加重胃黏膜损伤。活性氧还可与血小板活化因子(PAF)、白三烯(LTC)、血栓素(TXB_2)等相互作用,参与多种原因所致的 SU 发病过程。

三、临床表现

消化道出血是 SU 的主要表现,可出现呕血和/或黑便,或仅有胃液或大便潜血阳性。出血的显著特点是具有间歇性,可间隔多天,这种间歇特性可能是由于原有黏膜病灶愈合同时又有新病灶形成所致。消化道出血量大时常有血压下降,心率增快,体位性晕厥,皮肤湿冷,尿少等末梢循环衰竭表现,连续出血可导致血红蛋白下降,血尿素氮增多,甚至出现重要脏器功能衰竭。除出血外,SU 可出现上腹痛、腹胀、恶心、呕吐、反酸等消化道症状,但较一般胃十二指肠溃疡病轻。由于 SU 常并发于严重疾病或多个器官损伤,其临床表现容易被原有疾病掩盖。

四、辅助检查

(一)胃镜检查

胃镜检查是目前诊断 SU 的主要方法。病变多见于胃体及胃底部,胃窦部少见,仅在病情发展或恶化时才累及胃窦部。胃镜下可见胃黏膜充血、水肿、点片状糜烂、出血,以及大小不一的多发性溃疡,溃疡边缘整齐,可有新鲜出血或血斑。Curling 溃疡多发生在胃和食管,表现为黏膜局灶性糜烂,糜烂局部可有点片状或条索状出血,或呈现大小不等的瘀点及瘀斑,溃疡常为多发,形态不规则,境界清楚,周围黏膜水肿不明显,直径多在 $0.5\sim1.0$ cm。Curling 溃疡内镜下表现与其他类型 SU 相似,但病变形态多样,分布较广,病程后期胃黏膜病变处因细菌感染可见脓苔。

(二)介入血管造影

行选择性胃十二指肠动脉造影,当病灶活动性出血量每分钟大于 0.5 mL 时,可于出血部位见到造影剂外溢、积聚,有助于出血定位。但阴性结果并不能排除 SU。

(三)其他

X 线钡剂造影不适用于危重患者,诊断价值较小,现已很少应用。

五、诊断

SU 的诊断主要靠病史和临床表现。中枢神经系统病变(颅内肿瘤、外伤、颅内大手术等)、严重烧伤、外科大手术、创伤和休克、脓毒血症和尿毒症等患者出现上腹部疼痛或消化道出血时,要考虑到 SU 可能,确诊有赖于胃镜检查。

六、治疗

(一)抑酸治疗

目标是使胃内 $pH>4$,并延长 $pH>4$ 的持续时间,从而降低 SU 的严重程度,治疗和预防 SU 并发的出血。目前常用的抑酸药物主要有 H_2 受体阻滞剂和质子泵抑制剂。H_2 受体阻滞剂可拮抗胃壁细胞膜上的 H_2 受体,抑制基础胃酸分泌,也抑制组胺、胰岛素、促胃液素、咖啡因等引起的胃酸分泌,降低胃酸,保护胃黏膜,并通过干扰组胺作用,间接影响垂体激素的分泌和释放,从而达到控制 SU 出血的作用。常用药物有雷尼替丁(100 mg 静脉滴注,2～4 次/天),法莫替丁(20 mg 静脉滴注,2 次/天)。质子泵抑制剂能特异性作用于胃黏膜壁细胞中的 H^+-K^+-ATP 酶,使其不可逆性失活,从而减少基础胃酸分泌和各种刺激引起的胃酸分泌,保护胃黏膜,缓解胃肠血管痉挛状态,增加因应激而减少的胃黏膜血流,显著降低出血率和再次出血的发生率。但质子泵抑制剂减少胃酸同时也降低胃肠道的防御功能,利于革兰阴性杆菌生长,不利于对肺部感染及肠道菌群的控制,长期应用还可引起萎缩性胃炎等,并可能与社区获得性肺炎或医院获得性肺炎相关。常用药物如奥美拉唑和潘妥拉唑,40 mg 静脉滴注,2 次/天。

(二)保护胃黏膜

前列腺素 E_2 可增加胃十二指肠黏膜的黏液和碳酸氢盐分泌,改善黏膜血流,增强胃黏膜防护作用,同时可抑制胃酸分泌。硫糖铝、氢氧化铝凝胶等可黏附于胃壁起到保护胃黏膜的作用,并可以降低胃内酸度。用法可从胃管反复灌注药物。

(三)其他药物

近年研究认为氧自由基的大量释放是 SU 的重要始动因子之一,别嘌呤醇、维生素 E 及中药复方丹参、小红参等具有拮抗氧自由基的作用,但临床实际效果还需循证医学方法证实。

(四)SU 并发出血的处理

一般先采用非手术疗法,包括输血,留置胃管持续胃肠负压吸引,使用抑酸药物,冰盐水洗胃等。有条件时可行介入治疗,行选择性动脉插管(胃左动脉)后灌注血管升压素。另外,如果患者情况可以耐受,可行内镜下止血,如钛夹止血、套扎止血、局部应用组织黏附剂和药物止血、黏膜内或血管内注射止血剂、高频电和氩离子凝固止血等。若非手术治疗无效,对持续出血或短时间内反复大量出血,范围广泛的严重病变,需及时手术治疗,原则是根据患者全身情况、病变部位、范围大小及并发症等选择最简单有效的术式。病变范围不大或十二指肠出血为主者,多主张行胃大部切除或胃大部切除加选择性迷走神经切断术。若病变范围广泛,弥漫性大量出血,特别是病变波及胃底者,可视情况保留 10%左右的胃底,或行全胃切除术,但全胃切除创伤大,应谨慎用于 SU 患者。

七、预防

预防 SU 的基本原则是积极治疗原发病,纠正休克和抑制胃酸。具体措施包括:积极治疗原发病和防治并发症;维护心肺等重要器官正常功能;及时纠正休克,维持有效循环容量;控制感染;维持水、电解质及酸碱平衡;预防性应用抑酸药物;避免应用激素及阿司匹林、吲哚美辛等非甾体抗炎药;对有腹胀及呕吐者留置胃管减压,以降低胃内张力,减轻胃黏膜缺血和十二指肠反流液对胃黏膜的损害。

第六章 内分泌科疾病

第一节 甲状腺炎

甲状腺炎是一类累及甲状腺的异质性疾病。由自身免疫、病毒感染、细菌或真菌感染、慢性硬化、放射损伤、肉芽肿、药物、创伤等多种原因所致的甲状腺滤泡结构破坏。其病因不同,组织学特征各异,临床表现及预后差异较大。按发病缓急可分为急性、亚急性和慢性甲状腺炎;按病因可分为感染性、自身免疫性和放射性甲状腺炎;按组织病理学可分为化脓性、肉芽肿性、淋巴细胞性和纤维性甲状腺炎。临床上常见的慢性淋巴细胞性甲状腺炎、产后甲状腺炎、无痛性甲状腺炎均为自身免疫性甲状腺炎。

一、亚急性甲状腺炎

(一)病因和发病机制

亚急性甲状腺炎又称亚急性肉芽肿性甲状腺炎,多由病毒感染引起,以短暂疼痛的破坏性甲状腺组织损伤伴全身炎症反应为特征。各种抗甲状腺自身抗体在疾病活动期可以出现,可能是继发于甲状腺滤泡破坏后的抗原释放。

(二)临床表现

1.上呼吸道感染

起病前常有上呼吸道感染史,所以常有上呼吸道感染症状,如疲劳、倦怠、咽痛等,体温不同程度升高。

2.甲状腺区特征性疼痛

逐渐或突然发生甲状腺部位的疼痛,常放射至同侧耳部、咽喉、下颌角等处。

3.甲状腺肿大

弥漫性或不对称性肿大,压痛明显,可伴有结节,质地硬,无震颤和杂音。

4.甲状腺功能异常

典型病例分为甲亢期、甲减期、恢复期三期。在甲亢期和甲减期可有甲亢或甲减的临床表现及甲状腺激素水平、TSH 水平的异常。

(三)诊断要点

1.上呼吸道感染

发病前有上呼吸道感染史。

2.局部表现

甲状腺肿大、疼痛和压痛。

3.全身表现

发热、乏力等。

4.试验室检查

血沉快,血 T_3、T_4 升高,TSH 下降,甲状腺摄碘率下降(分离现象)。

(四)治疗原则

(1)治疗目的:缓解疼痛,减轻炎症反应。

(2)非甾体解热镇痛剂用于轻症患者,疗程 2 周,常用药物有吲哚美辛、阿司匹林等。

(3)糖皮质激素对于疼痛剧烈、体温持续显著升高、水杨酸或其他非甾体抗炎药治疗无效者可以应用泼尼松 20～40 mg/d 口服,维持 1～2 周后逐渐减量,总疗程 6～8 周。

(4)伴有甲亢者,不服用抗甲状腺药物,可以给予 β 受体阻滞剂。

(5)甲减明显、持续时间长者,可以应用甲状腺激素替代治疗,但宜短期、小剂量使用;只有永久性甲减需要长期替代治疗。

二、慢性淋巴细胞性甲状腺炎

慢性淋巴细胞性甲状腺炎又称桥本甲状腺炎(HT),是自身免疫性甲状腺炎(AIT)的一个类型。

(一)病因和发病机制

目前,公认的病因是自身免疫,主要是Ⅰ型辅助型 T 淋巴细胞免疫功能异常。患者血清中出现 TPOAb、TGAb、甲状腺刺激阻断抗体(TSBAb)。遗传因素和环境因素也参与了 HT 的发病。

(二)临床表现

(1)起病隐匿,进展缓慢,多数患者缺乏临床症状,尤其是在病程早期。

(2)甲状腺弥漫性对称性肿大,少数不对称,质地韧硬。偶有局部疼痛与触痛。少数患者可有突眼。

(3)甲状腺功能可以正常、亢进或减低。HT 与 GD 并存时称为桥本甲状腺毒症。

(4)可以同时伴发其他自身免疫性疾病,如与 1 型糖尿病、甲状旁腺功能减退症、肾上腺皮质功能减退症同时存在时称为内分泌多腺体自身免疫综合征Ⅱ型。

(三)诊断要点

(1)甲状腺肿大、质地坚韧、伴或不伴结节。

(2)甲状腺自身抗体 TPOAb 和/或 TGAb 长期高滴度阳性。

(3)细针穿刺活检有确诊价值。

(4)伴临床甲减或亚临床甲减支持诊断。

(四)治疗原则

1.随访

既无症状甲状腺功能又正常的 HT 患者主张半年到 1 年随访 1 次,主要检查甲状腺功能。

2.病因治疗

目前,无针对病因的治疗方法,提倡低碘饮食。

3.甲减和亚临床甲减的治疗

临床甲减者需要 $L\text{-}T_4$ 替代治疗,亚临床甲减者需要评估患者的危险因素再决定是否应用 $L\text{-}T_4$。

4.应用 β 受体阻滞剂

伴甲亢者可以应用 β 受体阻滞剂。

三、无痛性甲状腺炎

无痛性甲状腺炎又称亚急性淋巴细胞性甲状腺炎、安静性甲状腺炎,是 AIT 的一个类型。

(一)病因和发病机制

本病与自身免疫有关。与 HT 相似,但淋巴细胞浸润较 HT 轻,表现为短暂、可逆的甲状腺滤泡破坏、局灶性淋巴细胞浸润,50%的患者血中存在甲状腺自身抗体。

(二)临床表现

1.甲状腺肿大

弥漫性轻度肿大,质地较硬,无结节,无震颤和杂音,无疼痛和触痛为其特征。

2.甲状腺功能

甲状腺功能变化类似于亚急性甲状腺炎,分为甲状腺毒症期、甲减期和恢复期。半数患者并不经过甲减期。

(三)诊断要点

(1)可以有甲亢的临床表现,也可以无任何症状。

(2)甲状腺毒症阶段甲状腺激素水平升高而摄碘率下降,$T_3/T_4 < 20$ 对诊断有帮助,恢复期甲状腺激素水平和摄碘率逐渐恢复。

(3)多数患者甲状腺自身抗体阳性,其中 TPOAb 增高更明显。

(四)治疗原则

1.甲状腺毒症阶段

避免应用抗甲状腺药物,可以应用 β 受体阻滞剂,一般不主张应用糖皮质激素。

2.甲减期

一般不主张应用甲状腺激素,症状明显、持续时间长者可小剂量应用,如果是永久甲减需要终生替代治疗。

3.定期监测甲状腺功能

本病有复发的倾向,甲状腺抗体滴度逐渐升高,有发生甲减的潜在危险,故临床缓解后也需要定期监测甲状腺功能。

第二节　甲状腺结节

甲状腺结节是临床常见疾病。流行病学调查显示,在一般人群中采用触诊的方法,甲状腺结节的检出率为 3%～7%,采用高分辨率超声,其检出率可达 19%～67%。甲状腺结节在女性和老年人群中多见。虽然甲状腺结节的患病率很高,但仅有约 5% 的甲状腺结节为恶性,因此甲状腺结节处理的重点在于良恶性的鉴别。

一、病因及分类

多种甲状腺疾病都可以表现为甲状腺结节,包括局灶性甲状腺炎症、甲状腺腺瘤、甲状腺囊肿、结节性甲状腺肿、甲状腺癌、甲状旁腺腺瘤或囊肿、甲状舌管囊肿等。此外,先天性一叶甲状腺发育不良,而另一叶甲状腺增生,以及甲状腺手术后及放射性碘治疗后残留甲状腺组织的增生亦可以表现为甲状腺结节。

二、诊断

甲状腺结节诊断的首要目的是确定结节为良性还是恶性,可以通过询问病史、物理检查、甲状腺细针穿刺细胞学检查及超声、扫描等确定诊断。

(一)病史及体格检查

目前,已知的影响结节良恶性的因素包括年龄、性别、放射线照射史、家族史等。儿童及青少年甲状腺结节中恶性的比率明显高于成人。年龄＞60岁者恶性的比率增加,且未分化癌的比例明显增高。成年男性甲状腺结节的患病率较低,但恶性的比例高于女性。与甲状腺癌发生相关的最重要的危险因素为放射线暴露,既往有头颈部放射照射史及核素辐射史者,甲状腺结节和甲状腺癌的发生率明显增高。患者的家族史对甲状腺结节的判定也有一定的帮助,有甲状腺肿家族史和地方性甲状腺肿地区居住史者甲状腺肿的发生率较高。有甲状腺癌家族史及近期出现的甲状腺结节增长较快,或伴有声音嘶哑、吞咽困难和呼吸道梗阻者提示可能为恶性。

大多数甲状腺结节患者没有临床症状,仅表现为无痛性颈部包块,合并甲状腺功能异常时,可出现相应的临床表现,部分患者由于结节侵犯周围组织出现声音嘶哑、压迫感、呼吸/吞咽困难等压迫症状。甲状腺的肿块有时较小,不易触及,容易漏诊。检查时要求患者充分暴露颈部,仔细触诊。正常的甲状腺轮廓视诊不易发现,若看到甲状腺的外形常提示甲状腺肿大。触诊检查时要注意甲状腺的大小、质地、有无肿块及肿块的数目、部位、边界、活动度、肿块有无压痛及颈部有无肿大的淋巴结等,提示恶性病变的体征包括结节较硬,与周围组织粘连固定,局部淋巴结肿大等。

(二)实验室检查

甲状腺结节患者均应行甲状腺功能检测。血清促甲状腺激素(TSH)水平降低提示可能为自主功能性或高功能性甲状腺结节,需行甲状腺核素扫描进一步判断结节是否具有自主摄取功能,功能性或高功能性甲状腺结节中恶性的比例极低。甲状腺自身抗体阳性提示存在桥本甲状腺炎,但不排除同时伴有恶性疾病,因乳头状甲状腺癌和甲状腺淋巴瘤可与桥本甲状腺炎并存。甲状腺球蛋白(Tg)是甲状腺产生的特异性蛋白,由甲状腺滤泡上皮细胞分泌,多种甲状腺疾病可引起血清 Tg 水平升高,包括分化型甲状腺癌、甲状腺肿、甲状腺组织炎症或损伤、甲状腺功能亢进症等,因此血清 Tg 测定对甲状腺结节的良恶性鉴别没有帮助,临床主要用于分化型甲状腺癌手术及清甲治疗后的随访监测。分化型甲状腺癌行甲状腺全切及 ^{131}I 清甲治疗后,体内 Tg 很低或测不到,在随访过程中如果血清 Tg 升高提示肿瘤复发。降钙素由甲状腺滤泡旁细胞(C 细胞)分泌,降钙素升高是甲状腺髓样癌的特异性标志,如疑及甲状腺髓样癌应行血清降钙素测定。

(三)超声检查

高分辨率超声检查是评估甲状腺结节的首选方法,可以探及直径 2 mm 以上的结节,已在甲状腺结节的诊断过程中广泛使用。颈部超声可确定甲状腺结节的大小、数量、位置、囊实性、形状及包膜是否完整、有无钙化、血供及与周围组织的关系等情况,同时可评估颈部有无肿大淋巴结,以及淋巴结的大小、形态和结构特点,是区分甲状腺囊性或实性病变的最好无创方法。此外对甲状腺良恶性病变的鉴别也有一定价值。以下超声征象提示甲状腺癌的可能性大:①实性低回声结节;②结节内血供丰富;③结节形态和边缘不规则,"晕征"缺如;④微小钙化;⑤同时伴有颈部淋巴结超声影像异常,如淋巴结呈圆形、边界不规则、内部回声不均或有钙化、皮髓质分界不清、淋巴门消失等。在随访过程中超声检查还可以较客观地监测甲状腺结节大小的变化。较小而不能触及的结节可在超声引导下进行细针穿刺。甲状腺癌术后患者定期颈部超声检查可以帮助确定有无局部复发。

(四)甲状腺核素显像

适用于评估直径>1 cm 的甲状腺结节,根据对放射性核素的摄取情况,甲状腺结节可以分为"热"结节、"温"结节、"冷"结节。除极少数的滤泡状甲状腺癌外,绝大多数可自主摄取放射性核素的"热"结节均为良性病变。放射性核素的摄取与周围组织相似或略高于周围组织的"温"结节通常也为良性。甲状腺恶性肿瘤通常表现为放射性核素摄取极低的"冷"结节,但冷结节中只有不足 20% 为恶性,80% 以上为良性,如甲状腺囊性病变、局灶性甲状腺炎等都表现为"冷"结节。核素显像在甲状腺结节良恶性鉴别中的作用有限,一般临床考虑甲状腺结节为高功能者首选核素扫描,否则核素扫描不作为甲状腺结节的首选检查。

有些化学物质与癌组织的亲和力较高,经同位素标记后用于亲肿瘤甲状腺显像,如 ^{99m} 锝-甲氧基异丁基异腈(^{99m} Tc-MIBI)、^{201} 铊(^{201} Tl)、^{131} 铯(^{131} Cs)等。虽然它们与恶性肿瘤的亲和力较高,扫描常呈阳性(即浓聚放射性物质),但并不是特异性的。有些代谢较活跃的组织(如自主功能性甲状腺腺瘤)或富含线粒体的组织(如桥本甲状腺炎的嗜酸性变细胞)也可呈阳性。因此,对这些亲肿瘤现象的结果必须结合其他资料综合分析。

PET/CT 显像是目前较为先进的核医学诊断技术,^{18} F-FDG 是最重要的显像剂。PET 显像能够反映甲状腺结节摄取和代谢葡萄糖的状态,但并非所有的甲状腺恶性结节都在 ^{18} F-FDG PET 显像中表现为阳性,某些良性结节也会摄取 ^{18} F-FDG,因此单纯依靠 ^{18} F-FDG PET 显像也不能准确鉴别甲状腺结节的良恶性。

(五)放射学诊断

CT 和 MRI 作为甲状腺结节的诊断手段之一,可以显示结节与周围解剖结构的关系,明确病变的范围及其对邻近器官和组织的侵犯情况,如对气管、食管等有无压迫和破坏,颈部淋巴结有无转移等,但它们在评估甲状腺结节的良恶性方面并不优于超声。CT 和 MRI 对微小病变的显示不及超声,但对胸骨后病变的显示较好。

(六)甲状腺细针抽吸细胞学检查

甲状腺细针抽吸细胞学检查(FNAB)是甲状腺结节诊断过程中的首选检查方法,该方法简便、安全、结果可靠,对甲状腺结节的诊断及治疗有重要价值,被视为术前诊断甲状腺结节的"金标准",通常分为恶性、可疑恶性、不确定性及良性。甲状腺细针穿刺对甲状腺乳头状癌、甲状腺髓样癌和未分化甲状腺癌等具有可靠的诊断价值,由于甲状腺滤泡状癌和滤泡细胞腺瘤的区别为有无包膜和血管浸润,因此细胞学检查一般无法区分甲状腺滤泡状癌和滤泡状腺瘤。

凡直径大于 1 cm 的甲状腺结节,均可考虑 FNAB 检查。直径小于 1 cm 的甲状腺结节,如存在下述情况可考虑超声引导下细针穿刺:①超声提示结节有恶性征象;②伴颈部淋巴结超声影像异常;③童年期有颈部放射线照射史或辐射暴露史;④有甲状腺癌病史或家族史;⑤^{18} F-FDG PET 显像阳性。

甲状腺粗针穿刺也可以获得组织标本供常规病理检查所用。如细胞学不能确定诊断且结节较大者可行粗针穿刺病理检查,但不足之处是创伤较大。

(七)分子生物学检测

经 FNAB 仍不能确定良恶性的甲状腺结节,对穿刺标本或外周血进行甲状腺癌的分子标志物检测,如 BRAF 突变、Ras 突变、RET/PTC 重排等,能够提高诊断准确率。BRAF 基因突变和 RET/PTC 重排对甲状腺乳头状癌的诊断具有较好的特异性。RAS 基因突变虽然对甲状腺乳头状癌和甲状腺滤泡状癌并非特异,但其同样具有临床意义。如细胞学检查为"滤泡性病变"同时伴 RAS 突变阳性,提示为滤泡变异型乳头状甲状腺癌或甲状腺腺瘤。RET 基因突变与遗传性甲状腺髓样癌的发生有关。

三、治疗

一般来说,良性甲状腺结节可以通过以下方式处理。

(一)随访观察

多数良性甲状腺结节仅需定期随访,无须特殊治疗,如果无变化可以长期随访观察。少数情况下可选择下述方法治疗。

(二)手术治疗

良性甲状腺结节一般不需手术治疗。手术治疗的适应证:①出现与结节明显相关的局部压迫症状;②合并甲状腺功能亢进症,内科治疗无效;③结节位于胸骨后或纵隔内;④结节进行性生长,临床考虑有恶变倾向或合并甲状腺癌高危因素者。因外观或思想顾虑过重影响正常生活而强烈要求手术者,可作为手术的相对适应证。

(三)甲状腺激素抑制治疗

良性病变可直接行甲状腺激素抑制治疗,也可用于随访过程中结节增大者。TSH 抑制治疗的原理是,应用 $L\text{-}T_4$ 将血清 TSH 水平抑制到正常低限或低限以下,从而抑制或减弱 TSH 对甲状腺细胞的促生长作用,达到缩小甲状腺结节的目的。在抑制治疗过程中结节增大者停止治疗,直接手术或重新穿刺。抑制治疗 6 个月以上结节无变化者也停止治疗,仅随访观察。长期甲状腺激素抑制治疗可引发心脏不良反应(如心率增快、心房颤动、左心室增大、心肌收缩性增强、舒张功能受损等)和骨密度降低。男性和绝经前女性患者可在治疗起始阶段将 TSH 控制于<0.1 mU/L,1 年后若结节缩小则甲状腺激素减量使用,将 TSH 控制在正常范围下限。绝经后女性治疗目标为将 TSH 控制于正常范围下限。在

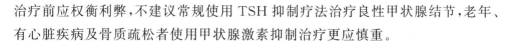

治疗前应权衡利弊,不建议常规使用 TSH 抑制疗法治疗良性甲状腺结节,老年、有心脏疾病及骨质疏松者使用甲状腺激素抑制治疗更应慎重。

(四)^{131}I 治疗

^{131}I 主要用于治疗有自主摄取功能并伴有甲亢的良性甲状腺结节。妊娠期或哺乳期是^{131}I 治疗的绝对禁忌证。^{131}I 治疗后 2～3 月,有自主功能的结节可逐渐缩小,甲状腺体积平均减少 40%;伴有甲亢者在结节缩小的同时,甲亢症状、体征可逐渐改善,甲状腺功能指标可逐渐恢复正常。如^{131}I 治疗 4～6 个月后甲亢仍未缓解、结节无缩小,应结合患者的临床表现和相关实验室检查结果,考虑再次给予^{131}I 治疗或采取其他治疗方法。^{131}I 治疗后,约 10% 的患者于 5 年内发生甲减,随时间延长甲减发生率逐渐增加。因此,建议治疗后每年至少检测一次甲状腺功能,如监测中发现甲减,要及时给予 L-T_4 替代治疗。

(五)其他治疗

治疗良性甲状腺结节的其他方法还包括超声引导下经皮无水乙醇注射、经皮激光消融术等。采用这些方法治疗前,必须先排除恶性结节的可能性。

第三节 糖 尿 病

一、糖尿病病因及高危人群

(一)糖尿病的病因及发病机制

1.1 型糖尿病(T1DM)

(1)1 型糖尿病是自身免疫性疾病:T1DM 在发病前胰岛素分泌功能虽然维持正常,但已经处于免疫反应活动期,血液循环中会出现一组自身抗体:胰岛细胞自身抗体(ICAs)、胰岛素自身抗体(IAA)、谷氨酸脱羧酶自身抗体(GAD$_{65}$)。T1DM 患者的淋巴细胞上,HLA-Ⅱ类抗原 DR$_3$、DR$_4$ 频率显著升高。患者经常与其他自身免疫性内分泌疾病(如甲状腺功能亢进症、桥本甲状腺炎及艾迪生病)同时存在。有自身免疫性疾病家族史,如类风湿关节炎、结缔组织病等家族史。50%～60% 新诊断的 T1DM 患者外周血细胞中,具有杀伤力的 T 淋巴细胞 CD$_{88}$ 数量显著增加。新诊断的 T1DM 接受免疫抑制剂治疗可短期改善病情,降低血糖。

(2)1型糖尿病的自然病程:①第一阶段,具有糖尿病遗传易感性,临床上无异常征象。②第二阶段,遭受病毒感染等侵袭。③第三阶段,出现自身免疫性损伤,ICA阳性、IAA阳性、CAD$_{65}$阳性等,此阶段在葡萄糖的刺激下胰岛素的释放正常。④第四阶段,胰岛β细胞继续受损,β细胞数量明显减少,葡萄糖刺激下胰岛素释放减少,葡萄糖耐量试验示糖耐量减低。⑤第五阶段,胰岛β细胞受损大于80%,表现为高血糖及尿糖、尿酮体阳性,由于有少部分β细胞存活,血浆中仍可测出C-肽,如果病变继续发展,β细胞损失增多,血浆中C-肽很难测出。

2.2型糖尿病(T2DM)

2型糖尿病具有明显的遗传异质性,受到多种环境因素的影响,其发病与胰岛素抵抗及胰岛素分泌相对缺乏有关。

(1)遗传因素:目前认为2型糖尿病是一种多基因遗传病。与其相关的基因有胰岛素受体底物-1(IRS-1)基因、解偶联蛋白2基因(UCP$_2$)、胰高血糖素受体基因、β$_3$肾上腺素能受体(AR)基因、葡萄糖转运蛋白基因突变、糖原合成酶(GS)基因等。有遗传易感性的个体并不是都会发生糖尿病,环境因素在2型糖尿病的发生发展中起着重要作用,这些环境因素包括肥胖、不合理饮食、缺乏体育锻炼、吸烟、年龄、应激等。

(2)肥胖:近年来有一种"节约基因"假说(图6-1),生活贫困的人群具有一种良好的本能,就是在贫困和强体力劳动的情况下,当营养充足时,体内的营养物以脂肪方式储存而节约下来,以备在饥荒时应用,当这些人进入现代社会,体力活动减少、热量充足或过剩,节约基因便成为肥胖和2型糖尿病的易感基因。

肥胖者的胰岛素调节外周组织对葡萄糖的利用明显降低,周围组织对葡萄糖的氧化、利用障碍,胰岛素对肝糖生成的抑制作用减低,游离脂肪酸(FFA)升高,高水平FPA可刺激胰岛β细胞过度分泌胰岛素而造成高胰岛素血症,并损害胰岛β细胞功能;FFA可抑制胰岛β细胞对葡萄糖刺激的胰岛素分泌;FFA升高可使胰岛细胞中脂酰辅酶A升高,从而甘油三酯(TG)合成增多;胰岛β细胞中脂质的增加可能影响其分泌胰岛素的功能。另外,在人类β$_3$肾上腺素能受体(β$_3$AR)活性下降对内脏型肥胖的形成具有重要作用。

肥胖者存在明显的高胰岛素血症,高胰岛素血症降低胰岛素与受体的亲和力,从而造成胰岛素作用受阻,引发胰岛素抵抗,也就需要胰岛β细胞分泌更多的胰岛素,又引发高胰岛素血症,形成糖代谢紊乱与β细胞功能不足的恶性循环,最终导致β细胞功能严重缺陷,引发糖尿病。

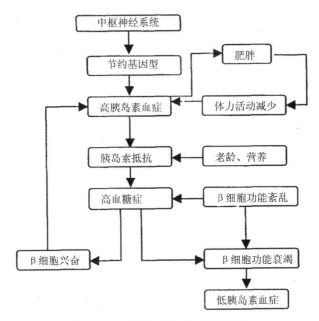

图 6-1　2 型糖尿病的节约基因假说

（3）不合理饮食：目前认为脂肪摄入过多是 2 型糖尿病的重要环境因素之一。食物中不同类型的脂肪酸对胰岛素抵抗造成不同的影响，饮食中适量减少饱和脂肪酸和脂肪摄入有助于预防糖尿病。

食用水溶性纤维可在小肠表面形成高黏性液体，包被糖类，对肠道的消化酶形成屏障，延缓胃排空，从而延缓糖的吸收；食用水溶性纤维可被肠道菌群水解形成乙酸盐和丙酸盐，这些短链脂肪酸可吸收入门静脉，并在肝脏刺激糖酵解，抑制糖异生，促进骨骼肌葡萄糖转运蛋白（GLUT-4）的表达；此外水溶性纤维还可减少胃肠肽的分泌，胃肠肽可刺激胰岛分泌胰岛素，可见，多纤维饮食可改善胰岛素抵抗、降低血糖。

果糖可加重 2 型糖尿病患者的高胰岛素血症和高甘油三酯血症，食物中锌、铬缺乏也可使糖耐量减低，酗酒者可引发糖尿病。

（4）体力活动不足：运动可改善胰岛素敏感性，葡萄糖清除率增加，而且运动也有利于减轻体重，改善脂质代谢。

（5）胰岛素抵抗：胰岛素抵抗是指胰岛素分泌量在正常水平时，刺激靶细胞摄取和利用葡萄糖的生理效应显著减弱，或者靶细胞摄取和利用葡萄糖的生理效应正常进行，需要超量的胰岛素。

1）胰岛素抵抗的发生机制：胰岛素抵抗的主要原因是胰岛素的受体和受体

后缺陷,包括下列方面:①在肥胖的 2 型糖尿病中可发现脂肪细胞上胰岛素受体的数量和亲和力降低,肝细胞和骨骼肌细胞上受体结合胰岛素的能力无明显异常。②β 亚单位酪氨酸激酶的缺陷是 2 型糖尿病受体后缺陷的主要问题。③胰岛素受体基因的外显子突变造成受体结构异常,使胰岛素与受体的结合减少。④GLUT-4 基因突变也是胰岛素抵抗的原因之一,GLUT-4 基因的启动基因区突变可能与 2 型糖尿病的发生有关。⑤游离脂肪酸(FFA)增多:2 型糖尿病患者经常存在 FFA 增多,从而引起胰岛素抵抗,其机制与 FFA 抑制外周葡萄糖的利用和促进糖异生有关。

2)胰岛素抵抗的临床意义:①胰岛素抵抗是一种病理生理状态,贯穿于 2 型糖尿病发病的全过程,由单纯胰岛素抵抗到糖耐量减低(IGT)到糖尿病早期、后期。②研究发现,2 型糖尿病的一级亲属及糖尿病患者都存在胰岛素抵抗,且与血管内皮功能损伤密切相关,而血管内皮功能损伤又是动脉硬化的初始阶段,所以胰岛素抵抗还可以引起心血管疾病,它经常存在于众多心血管代谢疾病,这些疾病常集中于一身,称为胰岛素抵抗综合征。③胰岛素抵抗还见于多种生理状态和疾病,如妊娠、多囊卵巢综合征、胰岛素受体突变、肢端肥大症、某些遗传综合征等。

3)防治胰岛素抵抗的临床意义:防治胰岛素抵抗可预防和治疗 2 型糖尿病;预防、治疗代谢综合征;改善糖、脂代谢;改善胰岛 β 细胞功能;减少心血管并发症的发生率和病死率。

4)肿瘤坏死因子-α(TNF-α)与胰岛素抵抗的关系:TNF-α 是由脂肪细胞产生的一种细胞因子,在胰岛素抵抗中起着重要作用。它可减低培养的脂肪细胞 GLUT-4 mRNA 的表达及 GLUT-4 蛋白含量;抑制脂肪及肌肉组织中胰岛素诱导的葡萄糖摄取。TNF-α 的作用机制为抑制胰岛素受体突变,酪氨酸激酶、胰岛素受体底物-1(IRS-1)及其他细胞内蛋白质的磷酸化,使其活性降低,同时降低 GLUT-4 的表达,抑制糖原合成酶的活性,增加脂肪分解,升高 FFA 浓度,升高血浆纤溶酶原激活物抑制物-1(PAI-1)的浓度。在肥胖、2 型糖尿病患者的脂肪和肌肉组织中 TNF-α 表达量明显增加。

5)抵抗素与胰岛素抵抗的关系:抵抗素是新近发现的由脂肪细胞分泌的一种含有 750 个氨基酸的蛋白质,具有诱发胰岛素抵抗的作用,基因重组的抵抗素能使正常小鼠的糖耐量受损,并降低胰岛素激发的脂肪细胞的糖摄取及胰岛素敏感性。目前认为它是一种潜在的联系肥胖与胰岛素抵抗及糖尿病的激素。

6)胰岛素敏感性的检测方法:①空腹胰岛素,是较好的胰岛素抵抗指数,与正糖钳夹结果有很好的相关性,适用于非糖尿病患者群。②稳态模式评估法的胰岛素抵抗指数(HOMA-IR),HOMA-IR指数＝空腹血糖(mmol/L)×空腹胰岛素(mIU/L)/22.5。③空腹胰岛素敏感性指数(IRI):IRI＝空腹血糖(mIU/L)×空腹胰岛素(mmol/L)/25。④空腹血糖与胰岛素乘积的倒数(IAI):IAI＝1[空腹血糖(mmol/L)×空腹胰岛素(mIU/L)],本方法由我国学者提出。⑤空腹血糖与胰岛素比值(FPI),FPI＝空腹血糖(mmol/L)/空腹胰岛素(mIU/L)。⑥高胰岛素-正葡萄糖钳夹技术,是在胰岛素-葡萄糖代谢平衡状态下,精确测定组织对胰岛素敏感性的方法。在指定时间内,使血浆胰岛素水平迅速升高并保持于优势浓度(100 μU/L左右),在此期间,每5分钟测定一次动脉的血浆葡萄糖浓度,根据测定的血糖值调整外源性的葡萄糖输注速度,使血糖水平保持在正常范围(5 mmol/L左右),一般经过2小时达到胰岛素-葡萄糖代谢稳定状态。由于优势浓度的胰岛素可基本抑制肝糖的输出(内源性葡萄糖产量),因此稳定状态下的葡萄糖输注率(M)相等于外周组织的葡萄糖利用率。M值可作为评价外周组织胰岛素敏感性的指标。本法具有精确、重复性好的特点,缺点是不能知晓肝糖产生的真实情况及葡萄糖在细胞内代谢的机制。⑦扩展葡萄糖钳夹技术,在正葡萄糖钳夹技术的基础上,联合应用放射性同位素追踪技术和间接测热技术,精确测定内源性葡萄糖生成量(肝糖)和机体葡萄糖利用率及细胞内葡萄糖氧化和合成的情况,从而全面了解机体葡萄糖的生成和利用。基本方法为:在钳夹前2～3小时,输注一定量3H标记的葡萄糖,根据所标记底物的放射性,分别计算出葡萄糖消失率(又称葡萄糖利用率)、肝糖产量(HGP)。应用间接测热法得出葡萄糖氧化率和非氧化率(糖原合成率)。此外,还可得知脂肪和蛋白质氧化利用的情况。该项组合技术是世界上公认的测定胰岛素敏感性的一套较完整技术。此项技术的应用为揭示胰岛素对葡萄糖、脂肪及蛋白质代谢的影响,胰岛素抵抗发生的机制、抵抗发生的部位提供了证据。目前国际上应用的扩展钳夹技术还有很多,但都以正糖钳夹为基础,如正钳夹联合局部插管法、联合局部组织活检等。⑧微小模型和静脉胰岛素耐量试验,基本方法是静脉注射葡萄糖(0.3 g/kg)以刺激内源性胰岛素分泌,在3小时内抽血26～30次,检测胰岛素和葡萄糖浓度,将测定值输入计算机,应用微小模型进行计算。此法的优点是能同步测定和评估胰岛素敏感性和葡萄糖自身代谢效能,并可知晓β细胞分泌功能,应用本法计算出的胰岛素敏感性与正糖钳夹测定的结果有很好的相关性。目前已有简化样本法和改良法。⑨短时胰岛素耐量试验,静脉注射胰岛素(0.1 U/kg),在15分钟内抽取血标本测定葡萄糖浓度,根据葡萄糖的下降率计算胰岛素敏感性。此法与正糖钳夹结果有很好的相关性,具有操作简单、耗时少、相对精确的特点。

3.特殊类型糖尿病

特殊类型糖尿病共有 8 类。

(1)胰岛 β 细胞功能缺陷:为单基因缺陷所致胰岛 β 细胞分泌胰岛素不足,目前发现的基因:①MODY3基因、MODY2 基因和 MODY1 基因。②线粒体基因突变:线粒体 DNA 常见为 tRNALeu(UUR)基因 3243 突变(A→G)。

(2)胰岛素作用的遗传缺陷:此型呈明显的高胰岛素血症,明显的胰岛素抵抗,包括 A 型胰岛素抵抗、脂肪萎缩性糖尿病。

(3)胰岛外分泌疾病:胰腺炎、血色病、外伤或胰腺切除、纤维钙化性胰腺病、肿瘤、囊性纤维化。

(4)内分泌疾病:肢端肥大症、甲状腺功能亢进症、库欣综合征、生长抑素瘤、胰高血糖素瘤、醛固酮瘤、嗜铬细胞瘤等。

(5)其他:药物或化学物诱导所致糖尿病,感染所致糖尿病,免疫介导的罕见疾病,伴糖尿病的其他遗传综合征。

(二)糖尿病的高危人群

(1)老龄化:随着年龄增长,体力活动减少,体重增加,胰岛素分泌能力及身体对胰岛素的敏感性下降,使糖尿病的发生机会增多,特别是 2 型糖尿病,所以年龄≥45 岁的人群,是糖尿病的高危人群。

(2)肥胖:体重≥标准体重 20%,或体重指数(BMI)≥27 kg/m²。

(3)糖尿病有明显的遗传倾向,家族中有患糖尿病的一级亲属的人群也是糖尿病发病的高危人群。

(4)有妊娠糖尿病史或巨大胎儿分娩史者,妊娠期间可能有未发现的高血糖,血糖经过胎盘达到胎儿,而胎儿的胰岛功能正常,充分利用了这些多余的糖分,形成巨大儿。

(5)原发性高血压患者。

(6)高脂血症:高密度脂蛋白(HDL)≤0.9 mmol/L,甘油三酯≥2.8 mmol/L。

(7)曾经有空腹血糖受损(IFG)或糖耐量减低(IGT)史者。

二、糖尿病诊断

(一)临床表现

(1)代谢紊乱综合征:"三多一少",即多尿、多饮、多食和体重减轻。T1DM

患者大多起病较快,病情较重,症状明显且严重。T2DM 患者多数起病缓慢,病情相对较轻,肥胖患者起病后也会体重减轻。患者可有皮肤瘙痒,尤其外阴瘙痒。高血糖可使眼房水晶体渗透压改变而引起屈光改变致视力模糊。

(2)相当一部分患者并无明显"三多一少"症状,仅因各种并发症或伴发病而就诊,化验后发现高血糖。

(3)反应性低血糖:有的 T2DM 患者进食后胰岛素分泌高峰延迟,餐后 3~5 小时血浆胰岛素水平不适当地升高,其所引起的反应性低血糖可成为这些患者的首发表现。

(二)实验室检查

部分反映糖代谢的指标见表 6-1。

表 6-1 反映糖代谢水平的有关检查指标的意义

实验室指标	代表血糖水平时间
血糖(空腹、餐后)	瞬间
24 小时尿糖	当天
果糖胺	最近 7~10 天
糖化血红蛋白(HbA1c)	最近 2~3 个月

1.血糖测定

血糖测定是糖尿病的主要诊断依据,也是指导糖尿病治疗及判断疗效的主要指标。最常用的方法是葡萄糖氧化酶法。用血浆、血清测得的血糖比全血高 15%。如果作为诊断建议应用血浆或血清葡萄糖,正常值 3.9~6.0 mmol/L。

2.尿糖测定

正常人每天尿中排出的葡萄糖不超过 100 mg,一般常规的尿糖定性测不出。若每天尿中排出糖超过 100 mg,则称为糖尿。但尿糖阴性并不能排除糖尿病的可能。

3.葡萄糖耐量试验

(1)口服葡萄糖耐量试验(OGTT):此方法是检查人体血糖调节功能的一种方法,是诊断糖尿病、糖耐量减低(IU)的最主要方法,应用非常广泛。儿童 1~1.5 岁2.5 g/kg,1.5~3.0 岁 2.0 g/kg,3~12 岁 1.75 g/kg,最大量不超过 75 g。非妊娠成人服 75 g 葡萄糖。

方法:试验前一夜禁食 10 小时以上,16 小时以下,次日清晨(7~9 时)开始,把 75 g 葡萄糖稀释至 25% 的浓度,5 分钟之内饮完,分别在空腹、服糖后 30 分钟、

60 分钟、120 分钟、180 分钟采血,测血糖,若患者有低血糖史可延长试验时间,并于第 4 小时及第 5 小时测血糖,每次采血后立即留尿查尿糖以排除肾脏因素的影响。正常人服糖后血糖迅速上升,30～60 分钟内血糖达到最高峰,高峰血糖水平比空腹超过 50%,此时肝脏摄取及其他组织利用与吸收进入血液的葡萄糖数量相等。在 1.5～2 小时血糖下降至正常水平。

口服葡萄糖耐量试验的影响因素:①饮食因素,试验前三天应该摄入足够的糖类,一天大于 250 g,否则容易出现糖耐量减低而导致假阳性,特别是老年人。另外,还要注意脂肪摄入的标准化。②体力活动,试验前体力活动过少或过多都会影响糖耐量试验结果。③精神因素及应激,情绪激动及急性应激均可以引起血糖升高,试验前要避免。④生理因素,妊娠、老年都可影响糖耐量试验结果。⑤药物,口服避孕药、烟酸、某些利尿剂、水杨酸类药物可影响糖耐量试验结果,试验前应停药。⑥疾病,一些疾病,如肝脏疾病、心脏疾病、肾脏疾病、胰腺疾病、骨骼肌疾病、某些内分泌疾病、代谢紊乱等均可影响糖耐量试验结果。

(2)静脉葡萄糖耐量试验(IVGTT):由于缺乏肠道的刺激,IVGTT 不符合生理条件,所以只用于有胃肠功能紊乱者。具体方法为:按每千克体重 0.5 g 计算,静脉注射 50% 葡萄糖溶液,2～3 分钟注完,在注射过程中的任何时间为零点,每 5 分钟取静脉血验血糖 1 次,共 60 分钟。将葡萄糖值绘在半对数纸上,横坐标为时间,计算某一血糖值下降到其一半的时间作为 $t_{1/2}$,再按公式 $K = 0.69/t_{1/2} \times 100$ 算出 K 值。正常人 $K \geq 1.2$,糖尿病患者 $K < 0.9$。IVGTT 可了解胰岛素释放第一时相的情况。

4.糖化血红蛋白

糖化血红蛋白(GHbA₁)是血红蛋白 A 组分的某些特殊分子部位和葡萄糖经过缓慢而不可逆的非酶促反应结合而形成的,其中以 GHbA₁c 最主要,它反映 8～12 周的血糖的平均水平,可能是造成糖尿病慢性并发症的一个重要致病因素,是糖尿病患者病情监测的重要指标,但不能作为糖尿病的诊断依据。其参考范围为 4%～6%。

5.糖化血浆清蛋白

人血浆蛋白与葡萄糖发生非酶催化的糖基化反应而形成果糖胺(FA),可以评价 2～3 周内的血糖波动情况,其参考值为 1.7～2.8 mmol/L。此项化验也不能作为糖尿病的诊断依据。

6.血浆胰岛素和 C-肽测定

β 细胞分泌的胰岛素原可被相应的酶水解生成胰岛素和 C-肽,这两个指标可以作为糖尿病的分型诊断应用,也用于协助诊断胰岛素瘤。目前血浆胰岛素用放射免疫分析法测定,称为免疫反应性胰岛素(IRI),正常参考值为空腹 5～25 mU/L。C-肽作为评价胰岛 β 细胞分泌胰岛素能力的指标比胰岛素更为可信,它不受外源胰岛素的影响,正常人基础血浆 C-肽水平为 400 Pmol/L。周围血 C-肽/胰岛素比例常大于 5。胰岛 β 细胞分泌胰岛素功能受许多因素所刺激,如葡萄糖、氨基酸(亮氨酸、精氨酸)、激素(胰升糖素、生长激素)、药物(磺脲类、α 受体阻滞剂、α 受体激动剂)等,其中以葡萄糖最为重要。正常人口服葡萄糖(或标准馒头餐)后,血浆胰岛素水平在 30～60 分钟上升至高峰,可为基础值的5～10 倍,3～4 小时恢复到基础水平。C-肽水平则升高 5～6 倍。血浆胰岛素和C-肽水平测定有助于了解 β 细胞功能(包括储备功能)和指导治疗,但不作为诊断糖尿病的依据。

(三)诊断过程中应注意的问题

糖尿病是以糖代谢紊乱为主要表现的代谢综合征,其病因及发病机制非常复杂,发病后涉及多个脏器的合并症,所以其诊断必须统一、规范,内容项目要齐全,应包含病因诊断、功能诊断、并发症及并发症诊断。首先,要根据诊断标准确定是糖尿病还是 IGT,如果确定是糖尿病还应该注意区分糖尿病的类型。其次,要明确有无急、慢性并发症,如果有慢性并发症应该注意分期。最后还应注意是否同时存在合并症,如合并妊娠、Graves 病、肝脏疾病、肾脏疾病等,了解这些情况有助于在治疗过程中采取正确的治疗方案及正确的估计预后。另外,因为糖尿病是一种高遗传性疾病,还应该注意,一定不要忘记询问患者的家族史。体检时注意患者的营养状态、是否肥胖、甲状腺情况等,对已经确诊糖尿病者还应注意进行视网膜、肾脏及周围神经的检查,确定是否存在并发症。

(四)诊断与鉴别诊断

1.糖尿病诊断标准

依据静脉血浆葡萄糖而不是毛细血管血糖测定结果诊断糖尿病。若无特殊提示,本节所提到的血糖均为静脉血浆葡萄糖值。糖代谢状态分类标准和糖尿病诊断标准见表 6-2、表 6-3。

2011 年世界卫生组织(WHO)建议在条件具备的国家和地区采用糖化血红蛋白(HbA1c)诊断糖尿病,诊断切点为 HbA1c≥6.5%。我国从 2010 年开始进行"中国 HbA1c 教育计划",随后国家食品药品监督管理总局发布了糖化血红蛋白分析仪的行业标准,国家卫生健康委员会临床检验中心发布了《糖化血红蛋白实验室检测指南》,并实行了国家临床检验中心组织的室间质量评价计划,我国的 HbA1c 检测标准化程度逐步提高。国内一些横断面研究结果显示,在中国成人中 HbA1c 诊断糖尿病的最佳切点为 6.2%～6.5%。为了与 WHO 诊断标准接轨,推荐在采用标准化检测方法且有严格质量控制(美国国家糖化血红蛋白标准化计划、中国糖化血红蛋白一致性研究计划)的医疗机构,可以将 HbA1c ≥6.5% 作为糖尿病的补充诊断标准。但是,在以下情况下只能根据静脉血浆葡萄糖水平诊断糖尿病:镰状细胞病、妊娠(中、晚期)、葡萄糖-6-磷酸脱氢酶缺乏症、艾滋病、血液透析、近期失血或输血、促红细胞生成素治疗等。此外,不推荐采用 HbA1c 筛查囊性纤维化相关糖尿病。

表 6-2　糖代谢状态分类(世界卫生组织 1999 年)

糖代谢状态	静脉血浆葡萄糖(mmol/L)	
	空腹血糖	糖负荷后 2 小时血糖
正常血糖	<6.1	<7.8
空腹血糖受损	≥6.1,<7.0	<7.8
糖耐量减低	<7.2	≥7.8,<11.1
糖尿病	≥7.0	≥11.1

注:空腹血糖受损和糖耐量减低统称为糖调节受损,也称糖尿病前期;空腹血糖正常参考范围下限通常为 3.9 mmol/L。

表 6-3　糖尿病的诊断标准

诊断标准	静脉血浆葡萄糖或 HbA1c 水平
典型糖尿病症状	
加上随机血糖	≥11.1 mmol/L
或加上空腹血糖	≥7 mmol/L
或加上 OGTT 2 小时血糖	≥11.1 mmol/L
或加上 HbA1c	≥65%
无糖尿病典型症状者,需改日复查确认	

注:OGTT 为口服葡萄糖耐量试验;HbA1c 为糖化血红蛋白。典型糖尿病症状包括烦渴多饮、多尿、多食、不明原因体重下降;随机血糖指不考虑上次用餐时间,一天中任意时间的血糖,不能用来诊断空腹血糖受损或糖耐量减低;空腹状态指至少 8 小时没有进食热量。

空腹血浆葡萄糖、75 g 口服葡萄糖耐量试验(OGTT)后的 2 小时血浆葡萄糖值或 HbA1c 可单独用于流行病学调查或人群筛查。如 OGTT 的目的仅在于明确糖代谢状态时,仅需检测空腹和糖负荷后 2 小时血糖。我国的流行病学资料显示,仅查空腹血糖,糖尿病的漏诊率较高,理想的调查是同时检测空腹血糖、OGTT 后的 2 小时血糖及 HbA1c。OGTT 其他时间点血糖不作为诊断标准。建议血糖水平已达到糖调节受损的人群,应行 OGTT,以提高糖尿病的诊断率。

急性感染、创伤或其他应激情况下可出现暂时性血糖升高,不能以此时的血糖值诊断糖尿病,须在应激消除后复查,再确定糖代谢状态。在上述情况下检测 HbA1c 有助于鉴别应激性高血糖和糖尿病。

2.1 型糖尿病与 2 型糖尿病的鉴别

见表 6-4。

表 6-4　1 型糖尿病与 2 型糖尿病的鉴别

鉴别要点	1 型糖尿病	2 型糖尿病
发病年龄	各年龄均见	10 岁以上多见
季节	秋冬多见	无关
发病	急骤	缓慢
家族遗传	明显	明显
肥胖	少见	多见
酮症酸中毒	多见	少见
胰岛炎	有	无
胰岛 β 细胞	减少	不一定
血胰岛素	明显减少	稍减少、正常或增多
空腹血 C-肽	$<1~\mu g/L$	$>1~\mu g/L$
血胰岛细胞抗体	＋	－
胰岛素	依赖	暂时性
口服降糖药	无效	有效

3.糖尿病的鉴别诊断

(1)其他原因所致的血糖、尿糖改变:急性生理性应激和病理性应激时,由于应激激素如肾上腺素、促肾上腺皮质激素、肾上腺皮质激素和生长激素分泌增加,可使糖耐量减低,出现一过性血糖升高,尿糖阳性,应激过后可恢复正常。

(2)其他糖尿和假性糖尿:进食过量半乳糖、果糖、乳糖,可出现相应的糖尿,肝功能不全时果糖和半乳糖利用障碍,也可出现果糖尿或半乳糖尿,但葡萄糖氧化酶试剂特异性较高,可加以区别。大量维生素 C、水杨酸盐、青霉素、丙磺舒也可引起班氏试剂法的假阳性反应。

（3）药物对糖耐量的影响：噻嗪类利尿药、呋塞米、糖皮质激素、口服避孕药、水杨酸钠、普萘洛尔、三环类抗抑郁药等可抑制胰岛素释放或拮抗胰岛素的作用，引起糖耐量减低，血糖升高，尿糖阳性。另外，降脂药物、乳化脂肪溶液、大量咖啡等也可以引起糖耐量异常。

（4）继发性糖尿病：肢端肥大症（或巨人症）、库欣综合征、嗜铬细胞瘤可分别因生长激素、皮质醇、儿茶酚胺分泌过多、拮抗胰岛素而引起继发性糖尿病或糖耐量减低。此外，长期服用大量糖皮质激素可引起类固醇糖尿病。

（5）胰源性糖尿病：胰腺全切除术后、慢性乙醇中毒或胰腺炎等引起的胰腺疾病可伴有糖尿病，临床表现和实验室检查类似 1 型糖尿病，但血中胰高糖素和胰岛素均明显降低，在使用胰岛素或其他口服降糖药物时，由于拮抗胰岛素的胰高糖素也同时缺乏，极易发生低血糖，但不易发生严重的酮症酸中毒。无急性并发症时，患者多有慢性腹泻和营养不良。

三、糖尿病的分型

采用 WHO（1999 年）的糖尿病病因学分型体系，根据病因学证据将糖尿病分为 4 种类型，即 1 型糖尿病（T1DM）、2 型糖尿病（T2DM）、特殊类型糖尿病和妊娠期糖尿病。T1DM 包括免疫介导型和特发性 T1DM。特殊类型糖尿病包括如下几类。

（一）胰岛 β 细胞功能单基因缺陷

葡萄糖激酶（GCK）基因突变［青少年的成人起病型糖尿病（MODY）2］；肝细胞核因子-1α（HNF-1α）基因突变（MODY3）；肝细胞核因子-4α（HNF-4α）基因突变（MODY1）；肝细胞核因子-1β（HNF-1β）基因突变（MODY5）；线粒体 DNA 3243 突变［母系遗传的糖尿病和耳聋（MIDD）］；钾离子通道 KCNJ11 基因突变［永久性新生儿糖尿病（PNDM）］；钾离子通道 KCNJ11 基因突变［发育迟缓癫痫和新生儿糖尿病（DEND）］；染色体 6q24 印迹异常［暂时性新生儿糖尿病（TNDM）］；ATP 结合盒亚家族成员 8（ABCC8）基因突变（MODY12）；胰岛素（INS）基因突变（PNDM）；WFS1 基因突变（Wolfram 综合征）；FOXP3 基因突变（IPEX 综合征）；EIF2AK3 基因突变（Wolcott-Rallison 综合征）。

（二）胰岛素作用单基因缺陷

胰岛素受体基因突变（A 型胰岛素抵抗、矮妖精貌综合征、Rabson-Mendenhall 综合征）；PPARG 基因突变或 LMNA 基因突变（家族性部分脂肪营养不良）；AGPAT2 基因突变或 BSCL2 基因突变（先天性全身脂肪营养不良）。

(三)胰源性糖尿病

纤维钙化性胰腺病、胰腺炎、创伤/胰腺切除术、胰腺肿瘤、囊性纤维化、血色病等。

(四)内分泌疾病

库欣综合征、肢端肥大症、嗜铬细胞瘤、胰高糖素瘤、甲状腺功能亢进症、生长抑素瘤、原发性醛固酮增多症等。

(五)药物或化学品所致糖尿病

糖皮质激素、某些抗肿瘤药、免疫检查点抑制剂、α-干扰素等。

(六)感染

先天性风疹、巨细胞病毒、腺病毒、流行性腮腺炎病毒等。

(七)不常见的免疫介导性糖尿病

僵人综合征、胰岛素自身免疫综合征、胰岛素受体抗体等。

(八)其他与糖尿病相关的遗传综合征

Down 综合征、Friedreich 共济失调、Huntington 舞蹈病、Klinefelter 综合征、Laurence-Moon-Beidel 综合征、强直性肌营养不良、卟啉病、Prader-Willi 综合征、Turner 综合征等。

T1DM、T2DM 和妊娠期糖尿病是临床常见的类型。T1DM 病因和发病机制尚未完全明了,其显著的病理学和病理生理学特征是胰岛 β 细胞数量显著减少乃至消失所导致的胰岛素分泌显著下降或缺失。T2DM 的病因和发病机制目前亦不明确,其显著的病理生理学特征为胰岛素调控葡萄糖代谢能力的下降(胰岛素抵抗)伴胰岛 β 细胞功能缺陷所导致的胰岛素分泌减少(相对减少)。特殊类型糖尿病是病因学相对明确的糖尿病。随着对糖尿病发病机制研究的深入,特殊类型糖尿病的种类会逐渐增加。

四、各种类型糖尿病的特点

(一)T1DM 和 T2DM 的主要特点

不能仅依据血糖水平进行糖尿病的分型,即使是被视为 T1DM 典型特征的糖尿病酮症酸中毒在 T2DM 中也会出现。在糖尿病患病初期进行分型有时很困难。如果一时不能确定分型,可先做一个临时性分型,用于指导治疗。然后依据患者对治疗的初始反应及追踪观察其临床表现再重新评估、分型。目前诊断

T1DM 主要根据患者的临床特征。T1DM 具有以下特点：年龄通常小于30岁；"三多一少"症状明显；常以酮症或酮症酸中毒起病；非肥胖体型；空腹或餐后的血清C肽浓度明显降低；出现胰岛自身免疫标记物，如谷氨酸脱羧酶抗体（GADA）、胰岛细胞抗体（ICA）、胰岛细胞抗原2抗体（IA-2A）、锌转运体8抗体（ZnT8A）等。暴发性1型糖尿病是急性起病的 T1DM，东亚人多见，主要临床特征包括起病急、高血糖症状出现时间非常短（通常不到1周）、诊断时几乎没有C-肽分泌、诊断时存在酮症酸中毒、大多数胰岛相关自身抗体阴性、血清胰酶水平升高、疾病发作前有流感样症状和胃肠道症状。

在 T1DM 中，有一种缓慢进展的亚型，即成人隐匿性自身免疫性糖尿病（LADA），在病程早期与 T2DM 的临床表现类似，需要依靠 GADA 等胰岛自身抗体的检测或随访才能明确诊断。

（二）胰岛 β 细胞功能遗传性缺陷所致特殊类型糖尿病

（1）线粒体 DNA 突变糖尿病：线粒体基因突变糖尿病是最为多见的单基因突变糖尿病，占中国成人糖尿病的 0.6%。绝大多数线粒体基因突变糖尿病是由线粒体亮氨酸转运 RNA 基因[tRNALeu（UUR）]3243 位的 A→G（A3243G）突变所致。常见的临床表现为母系遗传、糖尿病和耳聋。对具有下列一种尤其是多种情况者应疑及线粒体基因突变糖尿病：①在家系内糖尿病的传递符合母系遗传。②起病早伴病程中胰岛 β 细胞分泌功能明显进行性减退或伴体重指数低且胰岛自身抗体检测阴性的糖尿病患者。③伴神经性耳聋的糖尿病患者。④伴中枢神经系统表现、骨骼肌表现、心肌病、视网膜色素变性、眼外肌麻痹或乳酸性酸中毒的糖尿病患者或家族中有上述表现者。对疑似本症者首先应进行 tRNALeu（UUR）A3243G 突变检测。

（2）MODY：MODY 是一种以常染色体显性遗传方式在家系内传递的早发但临床表现类似 T2DM 的疾病。MODY 是临床诊断。目前通用的 MODY 诊断标准有以下3点：①家系内至少3代直系亲属均有糖尿病患者，且其传递符合常染色体显性遗传规律。②家系内至少有1个糖尿病患者的诊断年龄在25岁或以前。③糖尿病确诊后至少在2年内不需使用胰岛素控制血糖。目前国际上已发现了14种 MODY 类型，中国人常见的 MODY 类型及临床特征见表6-5。

（三）妊娠期糖尿病

妊娠期糖尿病（GDM）是指妊娠期间发生的糖代谢异常，但血糖未达到显性糖尿病的水平，占妊娠期高血糖的 83.6%。诊断标准为：孕期任何时间行 75 g

口服葡萄糖耐量试验（OGTT），5.1 mmol/L≤空腹血糖＜7.0 mmol/L，OGTT 1 小时血糖≥10.0 mmol/L，8.5 mmol/L ≤OGTT 2 小时血糖＜11.1 mmol/L，任 1 个点血糖达到上述标准即诊断 GDM。由于空腹血糖随孕期进展逐渐下降，孕早期单纯空腹血糖＞5.1 mmol/L 不能诊断 GDM，需要随访。

表 6-5 中国人常见的 MODY 类型及临床特征

MODY 分型	蛋白质（基因）	临床特征
1	肝细胞核因子-4α(HNF4A)	青春期或成年早期进行性胰岛素分泌受损；高出生体重及新生儿暂时性低血糖；对磺脲类药物敏感
2	葡萄糖激酶(GCK)	病情稳定，非进行性空腹血糖升高；通常无须药物治疗；微血管并发症罕见；OGTT 2 小时血糖较空腹血糖轻度升高(＜3 mmol/L)
3	肝细胞核因子-1α(HNF1A)	青春期或成年早期进行性胰岛素分泌受损；肾糖阈下降；OGTT 2 小时血糖较空腹血糖显著升高(＞5 mmol/L)；对磺脲类药物敏感
5	肝细胞核因子-1β(HNF1B)	血糖升高伴肾发育性疾病(肾囊肿)；泌尿生殖道畸形；胰腺萎缩；高尿酸血症；痛风
10	胰岛素(INS)	胰岛素分泌缺陷，通常需要胰岛素治疗
13	钾离子通道 Kir6.2(KCNJ11)	胰岛素分泌缺陷，对磺脲类药物敏感

注：MODY 为青少年的成人起病型糖尿病；OGTT 为口服葡萄糖耐量试验。

五、2 型糖尿病综合控制目标和高血糖的治疗路径

（一）2 型糖尿病的综合控制目标

2 型糖尿病(T2DM)患者常合并代谢综合征的一个或多个组分，如高血压、血脂异常、肥胖等，使 T2DM 并发症的发生风险、进展速度及危害显著增加。因此，科学、合理的 T2DM 治疗策略应该是综合性的，包括血糖、血压、血脂和体重的控制(表 6-6)，并在有适应证时给予抗血小板治疗。血糖、血压、血脂和体重的控制应以改善生活方式为基础，并根据患者的具体情况给予合理的药物治疗。

血糖的控制在糖尿病代谢管理中具有重要的意义。糖化血红蛋白(HbA1c)是反映血糖控制状况的最主要指标(表 6-7)。制订 HbA1c 控制目标应兼顾大血管、微血管获益与发生不良反应(低血糖、体重增加等)风险之间的平衡。HbA1c 水平的降低与糖尿病患者微血管并发症的减少密切相关，HbA1c 从 10％降至 9％对降低并发症发生风险的影响要大于其从 7％降至 6％(图 6-2)。英国前瞻

性糖尿病研究(UKPDS)研究结果显示,HbA1c每下降1%可使所有糖尿病相关终点风险和糖尿病相关死亡风险降低21%(P<0.01),心肌梗死风险降低14%(P<0.01),微血管并发症风险降低37%(P<0.01)。UKPDS后续随访研究结果显示,强化降糖组在强化降糖治疗结束后10年其心肌梗死风险仍较常规治疗组降低15%(P=0.01),全因死亡风险降低13%(P=0.007),表明早期良好的血糖控制可带来远期获益。推荐大多数非妊娠成年T2DM患者HbA1c的控制目标为<7%。

表 6-6　中国 2 型糖尿病的综合控制目标

测量指标	目标值
毛细血管血糖(mmol/L)	
空腹	4.4～7.0
非空腹	<10.0
糖化血红蛋白(%)	<7.0
血压(mmHg)	<130/80
总胆固醇(mmol/L)	<4.5
高密度脂蛋白胆固醇(mmol/L)	
男性	>1.0
女性	>1.3
甘油三酯(mmol/L)	<1.7
低密度脂蛋白胆固醇(mmol/L)	
未合并动脉粥样硬化性心血管疾病	<2.6
合并动脉粥样硬化性心血管疾病	<1.8
体重指数(kg/m^2)	<24.0

注:1 mmHg=0.133 kPa。

表 6-7　糖化血红蛋白与血糖关系对照表

糖化血红蛋白(%)	平均血浆葡萄糖水平	
	mmol/L	mmol/L
6	7.0	126
7	8.6	154
8	10.2	183

续表

糖化血红蛋白(%)	平均血浆葡萄糖水平	
	mmol/L	mmol/L
9	11.8	212
10	13.4	240
11	14.9	269
12	16.5	298

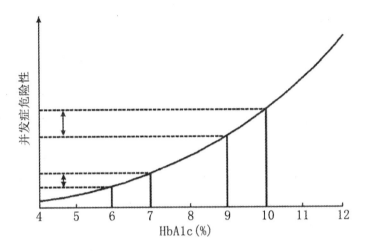

图 6-2　糖化血红蛋白(HbA1c)与糖尿病患者微血管并发症危险性的关系曲线

　　HbA1c 控制目标应遵循个体化原则,即根据患者的年龄、病程、健康状况、药物不良反应风险等因素实施分层管理,并对血糖控制的风险/获益比、成本/效益比等方面进行科学评估,以期达到最合理的平衡。年龄较轻、病程较短、预期寿命较长、无并发症、未合并心血管疾病的 T2DM 患者在无低血糖或其他不良反应的情况下可采取更严格的 HbA1c 控制目标(如<6.5%,甚至尽量接近正常)。年龄较大、病程较长、有严重低血糖史、预期寿命较短、有显著的微血管或大血管合并症或其他严重合并症的患者可采取相对宽松的 HbA1c 目标(图 6-3)。经单纯生活方式干预或使用不增加低血糖风险的降糖药物治疗后达到 HbA1c≤6.5%且未出现药物不良反应的非老年患者,无须减弱降糖治疗强度。随着病程进展,患者可能会出现各种慢性并发症,预期寿命降低,血糖更难以控制,治疗的风险和负担也会增加。因此,应随患者的病程进展和病情变化情况及时调整 HbA1c 目标,以维持风险与获益的平衡。

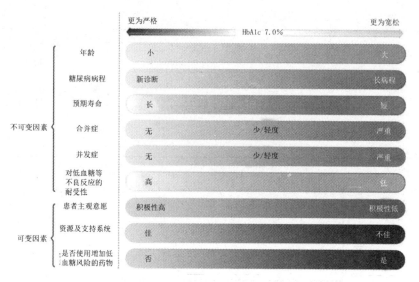

图 6-3 成人 2 型糖尿病患者个体化糖化血红蛋白(HbA1c)控制目标设定的主要影响因素

HbA1c 虽然是反映血糖控制状况的"金标准",但也存在不足,如不能反映即刻血糖水平,也不能反映血糖的波动情况。自我血糖监测(SMBG)和持续葡萄糖监测(CGM)可以很好地弥补 HbA1c 的上述不足。推荐一般成人 T2DM 患者 SMBG 的空腹血糖控制目标为 4.4 ~ 7.0 mmol/L,非空腹血糖目标为 <10.0 mmol/L。空腹血糖和非空腹血糖目标也应个体化,老年患者、低血糖高风险患者、预期寿命较短、有严重并发症或合并症的患者可适当放宽。CGM 可提供丰富的血糖信息,据此可计算出葡萄糖目标范围时间(TIR)、葡萄糖高于目标范围时间(TAR)、葡萄糖低于目标范围时间(TBR)及很多反映血糖波动的参数,对优化血糖管理具有重要意义。

血压、血脂和体重管理亦应遵循个体化原则,即根据患者的年龄、病程、预期寿命、并发症或合并症严重程度等进行综合考虑。HbA1c 未能达标不应视为治疗失败,控制指标的任何改善对患者都可能有益。

(二)2 型糖尿病高血糖控制的策略和治疗路径

控制高血糖的策略是综合性的,包括生活方式管理、血糖监测、糖尿病教育和应用降糖药物等措施。医学营养治疗和运动治疗是生活方式管理的核心,是控制高血糖的基础治疗措施,应贯穿于糖尿病管理的始终。二甲双胍是目前最常用的降糖药,具有良好的降糖作用、多种降糖作用之外的潜在益处、优越的费效比、良好的药物可及性、临床用药经验丰富等优点,且不增加低血糖风险。虽然二甲双胍缺乏安慰剂对照的心血管结局试验（CVOT），但许多研究结果显示二甲双胍具有心血管获益，而且目前已发表的显示钠-葡萄糖共转运蛋白2抑制剂（SGLT2i）和胰高糖素样肽-1受体激动剂（GLP-1RA）具有心血管和肾脏获益的CVOT研究都是在二甲双胍作为背景治疗的基础上取得的。因此，推荐生活方式管理和二甲双胍作为T2DM患者高血糖的一线治疗。若无禁忌证，二甲双胍应一直保留在糖尿病的治疗方案中。有二甲双胍禁忌证或不耐受二甲双胍的患者可根据情况选择胰岛素促泌剂、α-糖苷酶抑制剂、噻唑烷二酮类（TZD）、二肽基肽酶Ⅳ抑制剂（DPP-4i）、SGLT2i或GLP-1RA。

　　T2DM是一种进展性疾病，随着病程的进展，血糖有逐渐升高的趋势，控制高血糖的治疗强度也应随之加强。如单独使用二甲双胍治疗而血糖未达标，则应进行二联治疗。二联治疗的药物可根据患者病情特点选择。如果患者低血糖风险较高或发生低血糖的危害大（如独居老人、驾驶者等）则尽量选择不增加低血糖风险的药物，如α-糖苷酶抑制剂、TZD、DPP-4i、SGLT2i或GLP-1RA。如患者需要降低体重则选择有体重降低作用的药物，如SGLT2i或GLP-1RA。如患者HbA1c距离目标值较大则选择降糖作用较强的药物，如胰岛素促泌剂或胰岛素。部分患者在诊断时HbA1c较高，可起始二联治疗。在新诊断T2DM患者中进行的维格列汀联合二甲双胍用于T2DM早期治疗的有效性（VERIFY）研究结果显示，DPP-4i与二甲双胍的早期联合治疗相比二甲双胍单药起始的阶梯治疗，血糖控制更持久，并显著降低了治疗失败的风险，提示早期联合治疗的优势。

　　二联治疗3个月不达标的患者，应启动三联治疗，即在二联治疗的基础上加用一种不同机制的降糖药物。如三联治疗血糖仍不达标，则应将治疗方案调整为多次胰岛素治疗（基础胰岛素加餐时胰岛素或每天多次预混胰岛素）。采用多次胰岛素治疗时应停用胰岛素促分泌剂。一些患者在单药或二联治疗时甚至在诊断时即存在显著的高血糖症状乃至酮症，可直接给予短期强化胰岛素治疗，包括基础胰岛素加餐时胰岛素、每天多次预混胰岛素或胰岛素泵治疗。

　　并发症和合并症是T2DM患者选择降糖药的重要依据。基于GLP-1RA和SGLT2i的CVOT研究证据，推荐合并动脉粥样硬化性心血管疾病（ASCVD）或心血管风险高危的T2DM患者，不论其HbA1c是否达标，只要没有禁忌证都应在二甲双胍的基础上加用具有ASCVD获益证据的GLP-1RA或SGLT2i。合并慢性肾脏病（CKD）或心力衰竭的T2DM患者，不论其HbA1c是否达标，只要没有禁忌证都应在二甲双胍的基础上加用SGLT2i。合并CKD的T2DM患者，如不能使用SGLT2i，可考虑选用GLP-1RA。如果患者在联合GLP-1RA或

SGLT2i 治疗后 3 个月仍然不能达标,可启动包括胰岛素在内的三联治疗。合并 CKD 的糖尿病患者易出现低血糖,合并 ASCVD 或心力衰竭的患者低血糖危害性大,应加强血糖监测。如有低血糖,应立即处理。

HbA1c 联合 SMBG 和 CGM 是优化血糖管理的基础。如果 HbA1c 已达标,但 SMBG 和 CGM 的结果显示有低血糖或血糖波动很大,亦需调整治疗方案。在调整降糖治疗方案时应加强 SMBG、CGM 及低血糖知识的宣教,尤其是低血糖风险大及低血糖危害大的患者。

六、2 型糖尿病的医学营养治疗

糖尿病医学营养治疗是临床条件下对糖尿病或糖尿病前期患者的营养问题采取特殊干预措施,参与患者的全程管理,包括进行个体化营养评估、营养诊断、制定相应营养干预计划,并在一定时期内实施及监测。通过改变膳食模式与习惯、调整营养素结构、由专科营养(医)师给予个体化营养治疗,可以降低 2 型糖尿病(T2DM)患者的糖化血红蛋白(HbA1c)0.3%～2.0%,并有助于维持理想体重及预防营养不良。近年的研究证实,对肥胖的 T2DM 患者采用强化营养治疗可使部分患者的糖尿病得到缓解。营养治疗已经成为防治糖尿病及其并发症的重要手段。

(一)医学营养治疗的目标

参考国内外卫生行业标准和指南的要求,确定营养治疗的目标如下。

(1)促进并维持健康饮食习惯,强调选择合适的食物,并改善整体健康。

(2)达到并维持合理体重,获得良好的血糖、血压、血脂的控制及延缓糖尿病并发症的发生。

(3)提供营养均衡的膳食。为满足个人背景、文化等需求,可选择更多类型营养丰富的食物,并能够进行行为改变。

(二)膳食营养因素

1.能量

(1)糖尿病前期或糖尿病患者应当接受个体化能量平衡计划,目标是既要达到或维持理想体重,又要满足不同情况下营养需求。

(2)对于所有超重或肥胖的糖尿病患者,应调整生活方式,控制总能量摄入,至少减轻体重 5%。

(3)建议糖尿病患者能量摄入参考通用系数方法,按照 105～126 kJ(25～30 kcal)·kg^{-1}(标准体重)·d^{-1} 计算能量摄入。再根据患者身高、体重、性别、年龄、活动量、应激状况等进行系数调整(表 6-8)。不推荐糖尿病患者长期接受极低能量(<800 kcal/d)的营养治疗。

表 6-8 不同身体活动水平的成人糖尿病患者每天能量供给量[kJ(kcal)/kg 标准体重]

身体活动水平	体重过低	正常体重	超重或肥胖
重(如搬运工)	188～209(45～50)	167(40)	146(35)
中(如电工安装)	167(40)	125～146(30～35)	125(30)
轻(如坐式工作)	146(35)	104～125(25～30)	84～104(20～25)
休息状态(如卧床)	104～125(25～30)	84～104(20～25)	62～84(15～20)

注:标准体重参考世界卫生组织(1999 年)计算方法:男性标准体重=[身高(cm)−100]×0.9(kg);女性标准体重=[身高(cm)−100]×0.9(kg)−2.5(kg);根据我国体重指数的评判标准,≤18.5 kg/m² 为体重过低,18.6～23.9 kg/m² 为正常体重,24.0～27.9 kg/m² 为超重,≥28.0 kg/m² 为肥胖。

2.脂肪

(1)不同类型的脂肪对血糖及心血管疾病的影响有较大差异,故难以精确推荐膳食中脂肪的供能。一般认为,膳食中脂肪提供的能量应占总能量的 20%～30%。如果是优质脂肪(如单不饱和脂肪酸和 n-3 多不饱和脂肪酸组成的脂肪),脂肪供能比可提高到 35%。

(2)应尽量限制饱和脂肪酸、反式脂肪酸的摄入量。单不饱和脂肪酸和 n-3 多不饱和脂肪酸(如鱼油、部分坚果及种子)有助于改善血糖和血脂,可适当增加。

(3)应控制膳食中胆固醇的过多摄入。

3.碳水化合物

(1)社区动脉粥样硬化危险(ARIC)研究结果显示,碳水化合物所提供的能量占总能量的 50%～55%时全因死亡风险最低。考虑到我国糖尿病患者的膳食习惯,建议大多数糖尿病患者膳食中碳水化合物所提供的能量占总能量的 50%～65%。餐后血糖控制不佳的糖尿病患者,可适当降低碳水化合物的供能比。不建议长期采用极低碳水化合物膳食。

(2)在控制碳水化合物总量的同时应选择低血糖生成指数碳水化合物,可适当增加非淀粉类蔬菜、水果、全谷类食物,减少精加工谷类的摄入。全谷类应占总谷类的一半以上。全谷类摄入与全因死亡、冠心病、T2DM 及结直肠癌风险呈负相关。

(3)进餐应定时定量。注射胰岛素的患者应保持碳水化合物摄入量与胰岛素剂量和起效时间相匹配。

(4)增加膳食纤维的摄入量。成人每天膳食纤维摄入量应＞14 g/1 000 kcal。膳食纤维摄入量与全因死亡、冠心病、T2DM 及结直肠癌风险呈负相关。

(5)严格控制蔗糖、果糖制品(如玉米糖浆)的摄入。

(6)喜好甜食的糖尿病患者可适当摄入糖醇和非营养性甜味剂。

4.蛋白质

(1)肾功能正常的糖尿病患者,推荐蛋白质的供能比为 15%～20%,并保证优质蛋白占总蛋白的一半以上。

(2)有显性蛋白尿或肾小球滤过率下降的糖尿病患者蛋白质摄入应控制在每天 0.8 g/kg 体重。

5.饮酒

(1)不推荐糖尿病患者饮酒。若饮酒应计算乙醇中所含的总能量。

(2)女性一天饮酒的乙醇量不超过 15 g,男性不超过 25 g(15 g 乙醇相当于350 mL 啤酒、150 mL 葡萄酒或 45 mL 蒸馏酒)。每周饮酒不超过 2 次。

(3)应警惕乙醇可能诱发的低血糖,尤其是服用磺脲类药物或注射胰岛素及胰岛素类似物的患者应避免空腹饮酒并严格监测血糖。

6.盐

(1)食盐摄入量限制在每天 5 g 以内,合并高血压的患者要进一步限制摄入量。

(2)同时应限制摄入含盐高的食物,如味精、酱油、盐浸等加工食品、调味酱等。

7.微量营养素

糖尿病患者容易缺乏 B 族维生素、维生素 C、维生素 D 及铬、锌、硒、镁、铁、锰等多种微量营养素,可根据营养评估结果适量补充。长期服用二甲双胍者应防止维生素 B_{12} 缺乏。无微量营养素缺乏的糖尿病患者,无须长期大量补充维生素、微量元素及植物提取物等制剂,其长期安全性和改善临床结局的作用有待验证。

8.膳食模式

对糖尿病患者来说,并不推荐特定的膳食模式。地中海膳食、素食、低碳水化合物膳食、低脂肪低能量膳食均在短期有助于体重控制,但要求在专业人员的指导下完成,并结合患者的代谢目标和个人喜好(如风俗、文化、宗教、健康理念、经济状况等),同时监测血脂、肾功能及内脏蛋白质的变化。

(三)营养教育与管理

营养教育与管理有助于改善糖耐量,降低糖尿病前期发展为糖尿病的风险,并有助于减少糖尿病患者慢性并发症的发生。应对糖尿病患者制订营养教育与管理的个体化目标与计划,并与运动、戒烟一起作为糖尿病及其并发症防治的基础。

七、2型糖尿病的运动治疗

运动锻炼在2型糖尿病(T2DM)患者的综合管理中占重要地位。规律运动可增加胰岛素敏感性、改善体成分及生活质量,有助于控制血糖、减少心血管危险因素而且对糖尿病高危人群一级预防效果显著。流行病学研究结果显示,规律运动8周以上可将T2DM患者糖化血红蛋白(HbA1c)降低0.66%;坚持规律运动的糖尿病患者死亡风险显著降低。

T2DM患者运动时应遵循以下原则。

(1)运动治疗宜在相关专业人员指导下进行。运动前进行必要的健康评测和运动能力评估,有助于保证运动治疗的安全性和科学性。

(2)成年T2DM患者每周至少150分钟(如每周运动5天、每次30分钟)中等强度(50%～70%最大心率,运动时有点费力,心跳和呼吸加快但不急促)的有氧运动。即使1次进行短时的体育运动(如10分钟),累计30 min/d,也是有益的。

(3)中等强度的体育运动包括健步走、太极拳、骑车、乒乓球、羽毛球和高尔夫球等。较高强度的体育运动包括快节奏舞蹈、有氧健身操、游泳、骑车上坡、足球、篮球等。

(4)如无禁忌证,每周最好进行2～3次抗阻运动(两次锻炼间隔≥48小时),锻炼肌肉力量和耐力。锻炼部位应包括上肢、下肢、躯干等主要肌肉群,训练强度宜中等。联合进行抗阻运动和有氧运动可获得更大程度的代谢改善。

(5)运动处方的制定需遵循个体化原则。运动项目要与患者的年龄、病情、喜好及身体承受能力相适应,并定期评估,适时调整运动计划。运动可穿戴设备的使用(如计步器),有助于提升运动依从性。运动前后要加强血糖监测,运动量大或激烈运动时应建议患者临时调整饮食及药物治疗方案,以免发生低血糖。运动中要注意及时补充水分。

(6)养成健康的生活习惯。培养活跃的生活方式,如增加日常身体活动、打破久坐行为、减少静坐时间,将有益的体育运动融入日常生活中。

(7)严重低血糖、糖尿病酮症酸中毒等急性代谢并发症、合并急性感染、增殖性视网膜病变、严重心脑血管疾病(不稳定性心绞痛、严重心律失常、一过性脑缺血发作)等情况下禁忌运动,病情控制稳定后方可逐步恢复运动。

(8)T2DM 患者只要感觉良好,一般不必因高血糖而推迟运动。如果在进行剧烈的体力活动时血糖＞16.7 mmol/L,则应谨慎,确保其补充充足的水分。

八、戒烟

(一)吸烟的危害和戒烟的获益

吸烟有害健康。吸烟不仅是导致癌症、呼吸系统和心脑血管系统疾病的重要危险因素,也与糖尿病及其并发症的发生发展密切相关。在一项中国人群的大样本前瞻性研究中发现,城市中吸烟的男性糖尿病发病风险是不吸烟者的1.18 倍,且开始吸烟的年龄越小,吸烟的量越大,糖尿病发病风险越高。一项纳入了 6 000 多例糖尿病患者的横断面研究显示,吸烟是糖化血红蛋白(HbA1c)升高的独立危险因素,吸烟数量每增加 20 包/年,HbA1c 升高 0.12％。此外,父母吸烟(被动吸烟)会增加儿童和青少年的肥胖和胰岛素抵抗风险。

吸烟还会增加糖尿病各种并发症的发生风险,尤其是大血管病变。一项纳入 46 个前瞻性研究的 Meta 分析显示,吸烟能使糖尿病患者全因死亡风险增加48％,冠心病的发病风险增加 54％,脑卒中风险增加 44％,心肌梗死风险增加52％。吸烟还可损伤肾小球的结构和功能,增加尿蛋白和糖尿病肾病的发生。

近年来,电子烟获得了公众的关注和欢迎,但电子烟可能引起肺损伤、血管内皮功能障碍及氧化应激等。

戒烟能显著降低心血管疾病发生率及全因死亡率。戒烟还能延缓糖尿病肾病的发展。戒烟能使高密度脂蛋白胆固醇水平升高而降低低密度脂蛋白胆固醇,从而有利于预防糖尿病并发症。

尽管有研究显示戒烟在短期内会导致 2 型糖尿病(T2DM)患者体重增加、血糖升高,但这一作用随着时间延长会逐渐减弱,在 3～5 年后基本消失,并不能掩盖戒烟对糖尿病患者的有益影响及长期获益。一项在中国男性 T2DM 患者中的流行病学调查显示,随着吸烟量的增加,空腹血糖和 HbA1c 均呈上升趋势,而在戒烟者中,随着戒烟年限的增加,空腹血糖和 HbA1c 均逐渐下降,戒烟≥10 年可使空腹血糖和 HbA1c 水平分别降低 0.44 mmol/L 和 0.41％。

(二)戒烟的措施及注意事项

糖尿病患者常存在易饥症状,戒烟后尼古丁的食欲抑制作用解除,进食增加,可引起体重增加。戒烟还会改变肠道菌群,亦可导致体重增加。然而,体重增加的不利影响并不能抵消戒烟的有利影响。因此,医师应鼓励患者戒烟,并注重戒烟期间的体重管理。戒烟措施包括行为干预和药物干预。

行为干预包括:①对糖尿病患者进行常规教育,告知患者吸烟的危害、对糖尿病的不利影响、戒烟的益处及戒烟的措施等。②向患者开放戒烟的短期咨询和戒烟热线。③评估患者吸烟的状态及尼古丁依赖程度,从而制定相应的戒烟目标。④为患者提供心理和行为支持,包括争取其家人及朋友或病友的群体支持,为患者制定个体化饮食及运动治疗方案和戒烟计划,并定期进行随访。⑤对戒烟成功者,进行 6~12 个月的随访(如打电话等形式),有助于防止复吸。

药物干预可以使用尼古丁替代治疗、安非他酮、伐尼克兰等药物帮助患者戒烟,这些药物可以增加戒烟的成功率,可以在戒烟专家指导下使用。此外,这些药物干预可能会延迟戒烟后的体重增加。因此,戒烟者可以首先关注戒烟,然后再关注体重管理。此外,使用二甲双胍、钠-葡萄糖共转运蛋白 2 抑制剂(SGLT2i)、胰高糖素样肽-1 受体激动剂(GLP-1RA)等有助于减轻体重的降糖药物,在治疗糖尿病的同时有助于抑制戒烟后的体重增加。与最低限度的干预或常规护理相比,联合药物和行为干预可将戒烟成功率提高到 70%~100%。

九、高血糖的药物治疗

(一)口服降糖药物

高血糖的药物治疗多基于纠正导致人类血糖升高的两个主要病理生理改变,即胰岛素抵抗和胰岛素分泌受损。根据作用效果的不同,口服降糖药可分为主要以促进胰岛素分泌为主要作用的药物和通过其他机制降低血糖的药物,前者主要包括磺脲类、格列奈类、二肽基肽酶 IV 抑制剂(DPP-4i),通过其他机制降低血糖的药物主要包括双胍类、噻唑烷二酮类(TZD)、α-糖苷酶抑制剂和钠-葡萄糖共转运蛋白 2 抑制剂(SGLT2i)。

糖尿病的医学营养治疗和运动治疗是控制 2 型糖尿病(T2DM)高血糖的基本措施。在饮食和运动不能使血糖控制达标时,应及时采用包括口服药治疗在内的药物治疗。T2DM 是一种进展性疾病。在 T2DM 的自然病程中,胰岛 β 细胞功能随着病程的延长而逐渐下降,胰岛素抵抗的程度变化不大。因此,随着 T2DM 病程的进展,对外源性的血糖控制手段的依赖逐渐增大。临床上常需要口服降糖药物及口服药物和注射降糖药[胰岛素、胰高糖素样肽-1(GLP-1)受体激动剂(GLP-1RA)]间的联合治疗。

1.二甲双胍

目前临床上使用的双胍类药物主要是盐酸二甲双胍。双胍类药物的主要药理作用是通过减少肝脏葡萄糖的输出和改善外周胰岛素抵抗而降低血糖。许多国家和国际组织制定的糖尿病诊治指南中均推荐二甲双胍作为 T2DM 患者控制高血糖的一线用药和药物联合中的基本用药。对临床试验的系统评价结果显示,二甲双胍的降糖疗效(去除安慰剂效应后)为糖化血红蛋白(HbA1c)下降 1.0%~1.5%,并可减轻体重。在我国 T2DM 人群中开展的临床研究显示,二甲双胍的降糖疗效为 HbA1c 下降 0.7%~1.0%。在 500~2 000 mg/d 剂量范围之间,二甲双胍疗效呈现剂量依赖效应。一项在我国未治疗的 T2DM 患者人群中开展的研究显示,二甲双胍缓释片与普通片的疗效和总体胃肠道不良事件发生率相似。在我国 T2DM 患者中开展的临床研究显示,在低剂量二甲双胍治疗的基础上联合 DPP-4i 的疗效与将二甲双胍的剂量继续增加所获得的血糖改善程度和不良事件发生的比例相似。二甲双胍的疗效与体重无关。英国前瞻性糖尿病研究(UKPDS)结果证明,二甲双胍还可降低肥胖 T2DM 患者的心血管事件和死亡风险。在我国伴冠心病的 T2DM 患者中开展的针对二甲双胍与磺脲类药物对再发心血管事件影响的随机对照试验结果显示,二甲双胍的治疗与主要心血管事件的显著下降相关。单独使用二甲双胍不增加低血糖风险,但二甲双胍与胰岛素或胰岛素促泌剂联合使用时可增加发生低血糖的风险。二甲双胍的主要不良反应为胃肠道反应。从小剂量开始并逐渐加量是减少其不良反应的有效方法。在已经耐受低剂量二甲双胍的患者中继续增加二甲双胍的剂量不增加胃肠道不良反应。二甲双胍与乳酸性酸中毒发生风险间的关系尚不确定。双胍类药物禁用于肾功能不全[血肌酐水平男性$>132.6\ \mu mol/L$ $(1.5\ mg/dL)$,女性$>123.8\ \mu mol/L(1.4\ mg/dL)$ 或估算的肾小球滤过率 $(eGFR)<45\ ml \cdot min^{-1} \cdot (1.73\ m^2)^{-1}$]、肝功能不全、严重感染、缺氧或接受大手术的患者。正在服用二甲双胍者,eGFR 为 $45\sim59\ ml \cdot min^{-1} \cdot (1.73\ m^2)^{-1}$ 之间时不需停用,可以适当减量继续使用。造影检查如使用碘化对比剂时,应暂时停用二甲双胍,在检查完至少 48 小时且复查肾功能无恶化后可继续用药。长期服用二甲双胍可引起维生素 B_{12} 水平下降。长期使用二甲双胍者可每年测定 1 次血清维生素 B_{12} 水平,如缺乏应适当补充维生素 B_{12}。

2.磺脲类药物

磺脲类药物属于胰岛素促泌剂,主要药理作用是通过刺激胰岛 β 细胞分泌胰岛素,增加体内的胰岛素水平而降低血糖。磺脲类药物可使 HbA1c 降低

1.0％～1.5％(去除安慰剂效应后)。前瞻性、随机分组的临床研究结果显示,磺脲类药物的使用与糖尿病微血管病变和大血管病变发生的风险下降相关。一项心血管结局试验(CVOT)显示,格列美脲组与利格列汀组的主要不良心血管事件发生风险差异无统计学意义,但格列美脲组低血糖发生率高于利格列汀组。目前在我国上市的磺脲类药物主要为格列本脲、格列美脲、格列齐特、格列吡嗪和格列喹酮。磺脲类药物如果使用不当可导致低血糖,特别是在老年患者和肝、肾功能不全者;磺脲类药物还可导致体重增加。有肾功能轻度不全的患者如使用磺脲类药物宜选择格列喹酮。

3.格列奈类药物

格列奈类药物为非磺脲类胰岛素促泌剂,我国上市的有瑞格列奈、那格列奈和米格列奈。此类药物主要通过刺激胰岛素的早时相分泌而降低餐后血糖,也有一定的降空腹血糖作用,可使 HbA1c 降低 0.5％～1.5％。此类药物需在餐前即刻服用,可单独使用或与其他降糖药联合应用(磺脲类除外)。在我国新诊断的 T2DM 人群中,瑞格列奈与二甲双胍联合治疗较单用瑞格列奈可更显著地降低 HbA1c,但低血糖的风险显著增加。

格列奈类药物的常见不良反应是低血糖和体重增加,但低血糖的风险和程度较磺脲类药物轻。格列奈类药物可以在肾功能不全的患者中使用。

4.TZD

TZD 主要通过增加靶细胞对胰岛素作用的敏感性而降低血糖。目前在我国上市的 TZD 主要有罗格列酮和吡格列酮及其与二甲双胍的复方制剂。在我国 T2DM 患者中开展的临床研究结果显示,TZD 可使 HbA1c 下降 0.7％～1.0％(去除安慰剂效应后)。卒中后胰岛素抵抗干预研究(IRIS)表明,在有胰岛素抵抗伴动脉粥样硬化性心血管疾病(ASCVD)的糖耐量减低(IGT)患者中,与安慰剂相比,吡格列酮能减少卒中和心肌梗死再发生的风险,同时降低新发糖尿病的风险。

TZD 单独使用时不增加低血糖风险,但与胰岛素或胰岛素促泌剂联合使用时可增加低血糖风险。体重增加和水肿是 TZD 的常见不良反应,这些不良反应在与胰岛素联合使用时表现更加明显。TZD 的使用与骨折和心力衰竭风险增加相关。有心力衰竭[纽约心脏学会(NYHA)心功能分级Ⅱ级以上]、活动性肝病或氨基转移酶升高超过正常上限 2.5 倍、严重骨质疏松和有骨折病史的患者应禁用本类药物。

5.α-糖苷酶抑制剂

α-糖苷酶抑制剂通过抑制碳水化合物在小肠上部的吸收而降低餐后血糖，适用于以碳水化合物为主要食物成分的餐后血糖升高的患者。推荐患者每天2～3次，餐前即刻吞服或与第一口食物一起嚼服。国内上市的α-糖苷酶抑制剂有阿卡波糖、伏格列波糖和米格列醇。在包括中国人在内的T2DM人群中开展的临床研究的系统评价结果显示，α-糖苷酶抑制剂可以使HbA1c降低0.50%，并能使体重下降。在中国T2DM人群开展的临床研究结果显示，在初诊的糖尿病患者中每天服用300 mg阿卡波糖的降糖疗效与每天服用1 500 mg二甲双胍的疗效相当；在初诊的糖尿病患者中阿卡波糖的降糖疗效与DPP-4i(维格列汀)相当；在二甲双胍治疗的基础上阿卡波糖的降糖疗效与DPP-4i(沙格列汀)相当。

α-糖苷酶抑制剂可与双胍类、磺脲类、TZD或胰岛素联合使用。在冠心病伴IGT的人群中进行的研究显示，阿卡波糖不增加受试者主要复合心血管终点事件风险，但能减少IGT向糖尿病转变的风险。

α-糖苷酶抑制剂的常见不良反应为胃肠道反应(如腹胀、排气等)。从小剂量开始，逐渐加量是减少不良反应的有效方法。单独服用本类药物通常不会发生低血糖。用α-糖苷酶抑制剂的患者如果出现低血糖，治疗时需使用葡萄糖或蜂蜜，而食用蔗糖或淀粉类食物纠正低血糖的效果差。

6.DPP-4i

DPP-4i通过抑制二肽基肽酶Ⅳ(DPP-4)而减少GLP-1在体内的失活，使内源性GLP-1水平升高。GLP-1以葡萄糖浓度依赖的方式增加胰岛素分泌，抑制胰高糖素分泌。目前在国内上市的DPP-4i为西格列汀、沙格列汀、维格列汀、利格列汀和阿格列汀。在我国T2DM患者中的临床研究结果显示，DPP-4i的降糖疗效(去除安慰剂效应后)为降低HbA1c 0.4%～0.9%，其降糖效果与基线HbA1c有关，即基线HbA1c水平越高，降低血糖和HbA1c的绝对幅度越大。多项荟萃分析显示，在不同的治疗方案或不同的人群中，去除安慰剂效应后5种DPP-4i降低血糖的疗效相似。单独使用DPP-4i不增加发生低血糖的风险。DPP-4i对体重的作用为中性。在二甲双胍单药治疗(二甲双胍剂量≥1 500 mg/d)不达标的T2DM患者联合沙格列汀与联合格列美脲相比，两组HbA1c降幅和达标率(HbA1c<7%)均无差异，但联合沙格列汀组"安全达标"率(HbA1c<7%、未发生低血糖且体重增加<3%)高于联合格列美脲组(分别为43.3%和31.3%，P=0.019)，尤其在基线HbA1c<8%、病程<5年或基线体重指数(BMI)

≥25 kg/m² 的患者差异更明显。在心血管安全性方面,沙格列汀、阿格列汀、西格列汀、利格列汀的 CVOT 研究结果均显示,不增加 T2DM 患者 3P 或 4P 主要心血管不良事件(MACE)风险及死亡风险。沙格列汀在糖尿病患者中的心血管结局评价研究(SAVOR)观察到,在具有心血管疾病高风险的 T2DM 患者中,沙格列汀治疗与因心力衰竭而住院的风险增加相关,但其中国亚组人群数据未观察到心力衰竭住院风险升高。利格列汀心血管安全性和肾脏微血管结局研究(CARMELINA)显示,利格列汀不增加肾脏复合结局(肾性死亡、进展为终末期肾病或持续 eGFR 下降≥40%)的风险。在有肾功能不全的患者中使用西格列汀、沙格列汀、阿格列汀和维格列汀时,应注意按照药物说明书来减少药物剂量。在有肝、肾功能不全的患者中使用利格列汀时不需要调整剂量。

7.SGLT2i

SGLT2i 是一类近年受到高度重视的新型口服降糖药物,可抑制肾脏对葡萄糖的重吸收,降低肾糖阈,从而促进尿糖的排出。目前在我国上市的 SGLT2i 有达格列净、恩格列净、卡格列净和艾托格列净。

SGLT2i 单药治疗能降低 HbA1c 0.5%～1.2%,在二甲双胍基础上联合治疗可降低 HbA1c 0.4%～0.8%。SGLT2i 还有一定的减轻体重和降压作用。SGLT2i 可使体重下降 0.6～3.0 kg。SGLT2i 可单用或联合其他降糖药物治疗成人 T2DM,目前在 1 型糖尿病(T1DM)、青少年及儿童中无适应证。SGLT2i 单药治疗不增加低血糖风险,但与胰岛素或胰岛素促泌剂联用时则增加低血糖风险。因此,SGLT2i 与胰岛素或胰岛素促泌剂联用时应下调胰岛素或胰岛素促泌剂的剂量。SGLT2i 在轻、中度肝功能受损(Child-Pugh A、B 级)患者中使用无须调整剂量,在重度肝功能受损(Child-Phgh C 级)患者中不推荐使用。SGLT2i 不用于 eGFR<30 ml·min⁻¹·(1.73 m²)⁻¹ 的患者。

SGLT2i 的常见不良反应为泌尿系统和生殖系统感染及与血容量不足相关的不良反应,罕见不良反应包括糖尿病酮症酸中毒(DKA)。DKA 可发生在血糖轻度升高或正常时,多存在 DKA 诱发因素或属于 DKA 高危人群。如怀疑DKA,应停止使用 SGLT2i,并对患者进行评估,立即进行治疗。此外,用药过程中还应警惕急性肾损伤。

SGLT2i 在一系列大型心血管结局及肾脏结局的研究中显示了心血管及肾脏获益,包括恩格列净心血管结局研究(EMPA-REG OUTCOME)、卡格列净心血管评估研究(CANVAS)、达格列净对心血管事件的影响(DECLARE-TIMI 58)、评估艾托格列净有效性和安全性心血管结局(VERTISCV)试验、达格列净和心力衰竭不良结局预防（DAPA-HF）研究、卡格列净和糖尿病合并肾病患者肾脏终点的临床评估研究（CRENDENCE）。主要获益包括：①MACE 终点，EMPA-REGOUTCOME 和 CANVAS 研究显示，恩格列净和卡格列净使 MACE（心血管死亡、非致死性心肌梗死、非致死性卒中）风险降低 14%。②心力衰竭住院终点，EMPAvREG OUTCOME、CANVAS、DECLARE-TIMI 58 及 VERTIS CV 研究显示，恩格列净、卡格列净、达格列净和艾托格列净均有效降低 T2DM 患者的心力衰竭住院风险。③肾脏结局终点，CRENDENCE 研究显示，卡格列净降低肾脏主要终点（终末期肾病、血清肌酐倍增、肾脏或心血管死亡）风险达 30%；达格列净和慢性肾脏病不良结局预防（DAPA-CKD）研究显示，达格列净使主要终点（eGFR 下降≥50%、终末期肾病或因肾衰竭死亡）风险降低 39%。

（二）胰岛素

1.概述

胰岛素治疗是控制高血糖的重要手段。T1DM 患者需依赖胰岛素维持生命，也必须使用胰岛素控制高血糖，并降低糖尿病并发症的发生风险。T2DM 虽不需要胰岛素来维持生命，但当口服降糖药效果不佳或存在口服药使用禁忌时，仍需使用胰岛素，以控制高血糖，并减少糖尿病并发症的发生风险。在某些时候，尤其是病程较长时，胰岛素治疗可能是最主要的、甚至是必需的控制血糖措施。

医务人员和患者必须认识到，与口服药相比，胰岛素治疗涉及更多环节，如药物选择、治疗方案、注射装置、注射技术、自我血糖监测（SMBG）、持续葡萄糖监测（CGM）、根据血糖监测结果所采取的行动等。与口服药治疗相比，胰岛素治疗需要医务人员与患者间更多的合作，并且需要患者本人及其照顾者掌握更多的自我管理技能。开始胰岛素治疗后，患者应坚持饮食控制和运动，并鼓励和指导患者进行 SMBG，并掌握根据血糖监测结果来调节胰岛素剂量的技能，以控制高血糖并预防低血糖的发生。开始胰岛素治疗的患者均应接受有针对性的教育以掌握胰岛素治疗相关的自我管理技能，了解低血糖发生的危险因素、症状及掌握自救措施。

根据来源和化学结构的不同，胰岛素可分为动物胰岛素、人胰岛素和胰岛素类似物。根据作用特点的差异，胰岛素又可分为超短效胰岛素类似物、常规（短效）胰岛素、中效胰岛素、长效胰岛素、长效胰岛素类似物、预混胰岛素、预混胰岛素类似物及双胰岛素类似物。胰岛素类似物与人胰岛素相比控制血糖的效能相似，但在模拟生理性胰岛素分泌和减少低血糖发生风险方面优于人胰岛素。

德谷胰岛素和甘精胰岛素 U 300(300 U/mL)是两种新的长效胰岛素类似物。德谷胰岛素半衰期为 25 小时,作用时间为 42 小时。甘精胰岛素 U 300 半衰期为 19 小时,作用时间为 36 小时,比甘精胰岛素 U 100(100 U/mL)作用持续更长。BRIGHT 研究显示,甘精胰岛素 U 300 和德谷胰岛素在 HbA1c 降幅和低血糖风险方面是相似的。

2.起始胰岛素治疗的时机

(1)T1DM 患者在起病时就需要胰岛素治疗,且需终身胰岛素替代治疗。

(2)新诊断 T2DM 患者如有明显的高血糖症状、酮症或 DKA,首选胰岛素治疗。待血糖得到良好控制和症状得到显著改善后,再根据病情确定后续的治疗方案。

(3)诊断糖尿病患者分型困难,与 T1DM 难以鉴别时,可首选胰岛素治疗。待血糖得到良好控制、症状得到显著改善、确定分型后再根据分型和具体病情制定后续的治疗方案。

(4)T2DM 患者在生活方式和口服降糖药治疗的基础上,若血糖仍未达到控制目标,即可开始口服降糖药和胰岛素的联合治疗。通常经足量口服降糖药物治疗 3 个月后 HbA1c 仍≥7.0%时,可考虑启动胰岛素治疗。

(5)在糖尿病病程中(包括新诊断的 T2DM),出现无明显诱因的体重显著下降时,应该尽早使用胰岛素治疗。

3.起始胰岛素治疗时胰岛素制剂的选择

根据患者具体情况,可选用基础胰岛素、预混胰岛素或双胰岛素类似物起始胰岛素治疗。

(1)基础胰岛素:基础胰岛素包括中效胰岛素和长效胰岛素类似物。当仅使用基础胰岛素治疗时,保留原有各种口服降糖药物,不必停用胰岛素促泌剂。使用方法:继续口服降糖药治疗,联合中效胰岛素或长效胰岛素类似物睡前注射。起始剂量为 0.1~0.2 U·kg^{-1}·d^{-1}。HbA1c>8.0%者,可考虑 0.2~0.3 U·kg^{-1}·d^{-1}起始;BMI≥25 kg/m^{2}者在起始基础胰岛素时,可考虑0.3 U·kg^{-1}·d^{-1}起始。根据患者空腹血糖水平调整胰岛素用量,通常每 3~5 天调整 1 次,根据血糖水平每次调整 1~4 U 直至空腹血糖达标。基础胰岛素的最大剂量可为 0.5~0.6 U·kg^{-1}·d^{-1}。如 3 个月后空腹血糖控制理想但 HbA1c 不达标,或每天基础胰岛素用量已经达到最大剂量血糖仍未达标,应考虑调整胰岛素的治疗方案。

(2)预混胰岛素:①预混胰岛素包括预混人胰岛素和预混胰岛素类似物。根据患者的血糖水平,可选择每天 1~2 次的注射方案。当 HbA1c 比较高时,使用每天 2 次的注射方案。②每天 1 次预混胰岛素:起始的胰岛素剂量一般为 $0.2 U \cdot kg^{-1} \cdot d^{-1}$,晚餐前注射。根据患者空腹血糖水平调整胰岛素用量,通常每 3～5 天调整 1 次,根据血糖水平每次调整 1～4 U 直至空腹血糖达标。③每天 2 次预混胰岛素:起始的胰岛素剂量一般为 $0.2～0.4 U \cdot kg^{-1} \cdot d^{-1}$,按 1∶1 的比例分配到早餐前和晚餐前。根据空腹血糖和晚餐前血糖分别调整晚餐前和早餐前的胰岛素用量,每 3～5 天调整 1 次,根据血糖水平每次调整的剂量为 1～4 U,直到空腹血糖达标。④T1DM 在蜜月期阶段,可短期使用预混胰岛素每天 2～3 次注射。预混胰岛素不宜用于 T1DM 的长期血糖控制。

(3)双胰岛素类似物:目前上市的双胰岛素类似物只有德谷门冬双胰岛素(IDegAsp),该药一般从 $0.1～0.2 U \cdot kg^{-1} \cdot d^{-1}$ 开始,于主餐前注射,根据空腹血糖水平调整剂量直至达标。肥胖或 HbA1c ＞8.0% 的患者,可选择更高剂量起始。德谷门冬双胰岛素每天 1 次治疗,剂量达到 $0.5 U \cdot kg^{-1} \cdot d^{-1}$ 或 30～40 U 餐后血糖仍控制不佳,或患者每天有两次主餐时,可考虑改为每天注射 2 次。

4.多次皮下注射胰岛素

在胰岛素起始治疗的基础上,经过充分的剂量调整,如患者的血糖水平仍未达标或出现反复的低血糖,需进一步优化治疗方案。可以采用餐时＋基础胰岛素(2～4 次/天)或每天 2～3 次预混胰岛素类似物进行胰岛素强化治疗。使用方法如下。

(1)餐时＋基础胰岛素:根据中餐前、晚餐前和睡前血糖水平分别调整三餐前的胰岛素用量,根据空腹血糖水平调整睡前基础胰岛素用量,每 3～5 天调整 1 次,根据血糖水平每次调整的剂量为 1～4 U,直至血糖达标。开始使用餐时＋基础胰岛素方案时,可在基础胰岛素的基础上采用仅在一餐前(如主餐)加用餐时胰岛素的方案。之后根据血糖的控制情况决定是否在其他餐前加用餐时胰岛素。

(2)每天 2～3 次预混胰岛素(预混人胰岛素每天 2 次,预混胰岛素类似物每天 2～3 次):根据睡前和三餐前血糖水平进行胰岛素剂量调整,每 3～5 天调整 1 次,直到血糖达标。研究显示,在 T2DM 患者采用餐时＋基础胰岛素(4 次/天)或每天 3 次预混胰岛素类似物进行治疗时,二者在 HbA1c 降幅、低血糖发生率、胰岛素总剂量和对体重的影响方面无明显差别。

5.胰岛素泵治疗

胰岛素泵治疗是指持续皮下胰岛素输注(CSII),即采用人工智能控制的胰岛素输入装置,通过持续皮下输注的一种胰岛素给药方式;这种方式可以最大限度地模拟人体生理性胰岛素分泌模式,从而达到更好控制血糖的目的。

作为一种 CSII 装置,胰岛素泵原则上适用于所有需要应用胰岛素治疗的糖尿病患者,主要包括 T1DM 患者、计划受孕和已孕的糖尿病妇女或需要胰岛素治疗的 GDM 患者、需要胰岛素强化治疗的 T2DM 患者,需要长期胰岛素替代治疗的其他类型糖尿病(如胰腺切除术后等)。

(1)T1DM:对于每天多次皮下注射胰岛素的 T1DM 患者,如血糖控制不佳,可以考虑改用 CSII。在老年 T1DM 患者 CSII 同样具有良好的降糖效果,并能减少低血糖发生。在儿童和青少年 T1DM 患者,CSII 治疗除了在降糖方面具有优势外,尚能改善心理健康和生活质量。

(2)妊娠患者:GDM、糖尿病合并妊娠及糖尿病患者做孕前准备时均可使用 CSII。妊娠期间使用 CSII 治疗可以减少胰岛素用量,使母亲体重增加更少,改善 HbA1c。妊娠期 CSII 治疗对新生儿的影响尚不明确,有研究显示使用 CSII 治疗新生儿大于胎龄儿比例较高,CSII 还会增加新生儿低血糖的风险。但也有研究显示 CSII 治疗能减少新生儿并发症。

(3)T2DM:在 T2DM 患者中,长期 CSII 治疗主要用于糖尿病病程较长、血糖波动大,虽每天多次胰岛素皮下注射,血糖仍无法得到平稳控制者;黎明现象严重导致血糖总体控制不佳者;频发低血糖,尤其是夜间低血糖、无感知低血糖和严重低血糖者。

(4)T2DM 患者的短期胰岛素强化治疗:对于下列患者,CSII 是短期胰岛素强化治疗最有效的方法之一。包括 HbA1c≥9.0% 或空腹血糖≥11.1 mmol/L,或伴明显高血糖症状的新诊断 T2DM 患者;具有一定病程,已经使用两种或两种以上口服降糖药联合治疗但血糖仍明显升高(HbA1c≥9.0%),或已起始胰岛素治疗且经过充分的剂量调整血糖仍未达标(HbA1c≥7.0%)者,可实施短期胰岛素强化治疗,而对于新诊断 T2DM 患者,采用短期 CSII 强化治疗,有助于解除患者的高糖毒性,恢复其胰岛功能,达到临床缓解,有学者报道 1 年的临床缓解率约为 50%。

(5)围手术期:短期 CSII 可用于围手术期患者,围手术期糖尿病患者使用 CSII 治疗后,相比使用胰岛素皮下注射者,不仅血糖控制更好,同时能显著降低术后感染率、促进伤口愈合、缩短住院时间。

6.短期胰岛素强化治疗

T1DM 患者一般需要多次皮下注射胰岛素或 CSII,即需要长期的胰岛素强化治疗。对于 HbA1c≥9.0％或空腹血糖≥11.1 mmol/L 伴明显高血糖症状的新诊断 T2DM 患者,可实施短期胰岛素强化治疗,治疗时间在 2 周至 3 个月为宜,治疗目标为空腹血糖 4.4～7.0 mmol/L,非空腹血糖＜10.0 mmol/L,可暂时不以 HbA1c 达标作为治疗目标。短期胰岛素强化治疗方案可以采用多次皮下注射胰岛素、每天 2～3 次预混胰岛素或 CSII。如果采用的是多次皮下注射胰岛素方案,血糖监测方案需每周至少 3 天,每天 3～4 个时间点。根据中餐前、晚餐前和睡前血糖水平分别调整早、中、晚餐前的胰岛素用量,根据空腹血糖水平调整睡前基础胰岛素用量,每 3～5 天调整 1 次,每次调整的胰岛素剂量为 1～4 U,直到血糖达标。如果采用的是每天 2～3 次预混胰岛素,血糖监测方案需每周至少 3 天,每天 3～4 个时间点。根据睡前和餐前血糖水平进行胰岛素剂量调整,每 3～5 天调整 1 次,根据血糖水平每次调整的剂量为 1～4 U,直到血糖达标。如果采用的是 CSII,血糖监测方案需每周至少 3 天,每天 5～7 个时点。根据血糖水平调整剂量直至血糖达标。胰岛素强化治疗时应同时对患者进行医学营养及运动治疗,并加强对糖尿病患者的教育。对于短期胰岛素强化治疗未能诱导缓解的患者,是否继续使用胰岛素治疗或改用其他药物治疗,应由糖尿病专科医师根据患者的具体情况来确定。对治疗达标且临床缓解者,可以考虑定期(如 3 个月)随访监测;当血糖再次升高,即空腹血糖≥7.0 mmol/L 或餐后 2 小时血糖≥10.0 mmol/L 的患者重新起始药物治疗。

(三)胰高糖素样肽-1 受体激动剂

GLP-1RA 通过激活 GLP-1 受体以葡萄糖浓度依赖的方式刺激胰岛素分泌和抑制胰高糖素分泌,同时增加肌肉和脂肪组织葡萄糖摄取,抑制肝脏葡萄糖的生成而发挥降糖作用,并可抑制胃排空,抑制食欲。GLP-1 受体广泛分布于胰岛细胞、胃肠道、肺、脑、肾脏、下丘脑、心血管系统、肝脏、脂肪细胞和骨骼肌等。我国上市的 GLP-1RA 依据药代动力学分为短效的贝那鲁肽、艾塞那肽、利司那肽和长效的利拉鲁肽、艾塞那肽周制剂、度拉糖肽和洛塞那肽。根据其分子结构的特点 GLP-1RA 可分为两类:与人 GLP-1 氨基酸序列同源性较低,基于美洲蜥蜴唾液多肽 Exendin-4 结构合成的如艾塞那肽、利司那肽和洛塞那肽;与人 GLP-1 氨基酸序列同源性较高,基于人 GLP-1 结构,通过少数氨基酸残基替换、加工修饰得到的,如利拉鲁肽、贝那鲁肽、度拉糖肽等(贝那鲁肽为天然人 GLP-1)。GLP-1RA 可有效降低血糖,能部分恢复胰岛 β 细胞功能,降低体重,改善血脂谱及降低血压。GLP-1RA 可单独使用或与其他降糖药物联合使用。包括中国 T2DM 患者的多项临床研究均证实,GLP-1RA 能有效改善空腹及餐后 2 小时血糖,降低 HbA1c,降低体重。口服降糖药二甲双胍和/或磺脲类治疗失效后,加用 GLP-1RA 可进一步改善血糖。艾塞那肽联合磺脲类和/或二甲双胍与安慰剂相比可降低 HbA1c 为 0.8%,体重下降 1.1 kg。二甲双胍和/或磺脲类控制不佳的 T2DM 患者加用利司那肽 20 μg/d,24 周后较安慰剂空腹血糖下降 0.48 mmol/L,餐后 2 小时血糖下降 4.28 mmol/L,HbA1c 降低 0.36%。血糖控制不佳的 T2DM 患者给予度拉糖肽每周 1.5 mg 或每周 0.75 mg 单药治疗 26 周,较格列美脲单药分别多降低 HbA1c 为 0.58% 和 0.32%。在二甲双胍和/或磺脲类控制不佳的 T2DM 患者中给予度拉糖肽每周 1.5 mg 或每周 0.75 mg 治疗26周,HbA1c 分别降低 1.73% 和 1.33%;体重变化分别为 -1.47 kg 和 -0.88 kg。真实世界研究显示,贝那鲁肽治疗 3 个月后较基线体重下降 10.05 kg,空腹血糖下降 3.05 mmol/L,餐后 2 小时血糖下降 5.46 mmol/L,HbA1c 降低2.87%。二甲双胍联合洛塞那肽每周 100 μg、每周 200 μg 治疗 24 周,分别较安慰剂多降低 HbA1c 达 1.51% 和 1.49%。利拉鲁肽 1.8 mg/d 较西格列汀 100 mg/d 多降低 HbA1c 0.67%,体重多下降 2.09 kg。GLP-1RA 联合胰岛素治疗能减少胰岛素剂量。利拉鲁肽联合胰岛素可使胰岛素剂量减少 66%,体重较基线降低 5.62 kg。包括全球 56 004 例患者的 7 项大型临床研究荟萃分析显示,GLP-1RA 降低 3P-MACE(心血管死亡或非致死性心肌梗死或非致死性卒中复合事件)12%,降低心血管死亡风险 12%,减少致死性和非致死性卒中 16%,减少致死性或非致死性心肌梗死 9%,降低全因死亡风险 12%,减少因心力衰竭住院 9%,减少肾脏复合终点(新发大量蛋白尿、肾小球滤过率下降 30%、进展至终末期肾病或肾脏疾病导致死亡)17%,且未观察到严重低血糖、胰腺癌及胰腺炎风险增加。关于利拉鲁肽在糖尿病的效应和作用,心血管结局评估研究(LEADER)结果显示,在伴心血管疾病或心血管疾病风险的 T2DM 患者,利拉鲁肽可以减少 3P-MACE,减少心血管疾病死亡和全因死亡风险。肠促胰岛素周制剂对糖尿病心血管事件的影响研究(REWIDN)结果显示,在伴心血管疾病和高危心血管疾病风险的 T2DM 患者,度拉糖肽可以减少 3P-MACE,减少非致死性卒中风险。因此,GLP-1RA 适合伴 ASCVD 或高危心血管疾病风险的 T2DM 患者,并且低血糖风险较小。GLP-1RA 的主要不良反应为轻至中度的胃肠道反应,包括腹泻、恶心、腹胀、呕吐等。这些不良反应多见于治疗初期,随着使用时间延长,不良反应逐渐减轻。一些在中国尚未上市的 GLP-1RA 也显示了良好的降糖疗效和心血管获益,如司美格鲁肽(Semaglutide)、口服司美格鲁肽、阿比鲁肽(Abiglutide)等。GLP-1RA 与基础胰岛素的复方制剂如甘精胰岛素利司那肽复方制剂(iGlarLixi)、德谷胰岛素利拉鲁肽注射液(IDegLira)在胰岛素使用剂量相同或更低的情况下,降糖效果优于基础胰岛素,并且能减少低血糖风险,避免胰岛素治疗带来的体重增加等不良反应。

十、2型糖尿病患者的体重管理

超重和肥胖是2型糖尿病(T2DM)发病的重要危险因素。T2DM患者常伴有超重和肥胖,肥胖进一步增加T2DM患者的心血管疾病发生风险。体重管理不仅是T2DM治疗的重要环节,还有助于延缓糖尿病前期向T2DM的进展。超重和肥胖的T2DM患者通过合理的体重管理,不仅可以改善血糖控制、减少降糖药物的使用,其中有部分糖尿病患者还可以停用降糖药物,达到糖尿病"缓解"的状态。此外,体重管理对糖尿病患者的代谢相关指标,如血压、血脂等,同样具有改善作用。临床证据显示,体重管理可以明显改善T2DM患者的血糖控制、胰岛素抵抗和β细胞功能。超重和肥胖糖尿病患者的短期减重目标为3~6个月减轻体重的5%~10%,对于已经实现短期目标的患者,应进一步制定长期(如1年)综合减重计划。超重和肥胖成人T2DM患者的体重管理策略包括生活方式干预、使用具有减重作用的降糖药或减肥药、代谢手术等综合手段。

(一)生活方式干预

针对超重和肥胖的T2DM患者,体重减轻3%~5%是体重管理的基本要求,亦可根据患者的具体情况,制定更严格的减重目标(如减去基础体重的5%、7%、15%等)。可先制定半年体重管理计划,通过个人或小组形式予以干预方案,关注饮食、体育锻炼和行为等方面。通过低热量饮食,保持每周200~300分钟中、高强度的体育锻炼,以达到每天减少500~750 kcal总能量的目标。通过6个月的强化行为生活方式干预达到体重减轻目标的患者,应进一步制定长期(至少1年)的综合减重维持计划,至少每个月由医师或营养师随访1次,持续监测体重,跟踪饮食及运动情况。

(二)药物治疗

超重和肥胖的糖尿病患者在选择降糖药物时,应当综合考虑药物对体重的影响,并尽量减少增加体重的降糖药物,部分患者可考虑应用减重药物。

1.具有减重作用的降糖药

具有不同程度减重效果的降糖药物包括二甲双胍、α-糖苷酶抑制剂、钠-葡萄糖共转运蛋白-2抑制剂(SGLT2i)、胰高糖素样肽-1受体激动剂(GLP-1RA)。对体重指数(BMI)≥27 kg/m² 的T2DM患者,可在生活方式干预的基础上使用

GLP-1RA 等药物。

2.减重药

美国食品药品监督管理局(FDA)批准了在饮食、运动、行为疗法基础上辅助体重管理的药物。这类药物也可能对 T2DM 患者的血糖控制有改善作用,并能延迟糖尿病高危人群发展为 T2DM。FDA 批准的减重药包括芬特明、奥利司他(脂肪酶抑制剂)、氯卡色林(2C 型血清素受体激动剂)、芬特明/托吡酯复方片剂、纳曲酮/安非他酮复方制剂、利拉鲁肽 3.0 mg(GLP-1RA),适用于 BMI $\geqslant$27 kg/m² 且患有一种或多种肥胖相关合并症(如 T2DM、高血压和血脂异常)的患者,其中国内仅批准奥利司他用于肥胖的治疗。药物治疗的前 3 个月,至少每个月应评估 1 次治疗的有效性与安全性。如果前 3 个月患者体重减轻<5%,或在任何时候存在安全性或耐受性问题,都应考虑停药,选择其他药物或治疗方法。

(三)其他

手术治疗。

第七章　肾内科疾病

第一节　急性肾小球肾炎

急性肾小球肾炎简称急性肾炎，是一种常见的原发性肾小球疾病。本病大多呈急性起病，临床表现为血尿、蛋白尿、高血压、水肿、少尿及氮质血症。因其表现为一组临床综合征，为此又称为"急性肾炎综合征"。急性肾小球肾炎常见于多种致病微生物感染之后发病，尤其是链球菌感染，但也有部分患者由其他微生物感染所致，如葡萄球菌、肺炎链球菌、伤寒杆菌、梅毒、病毒、原虫及真菌等引起。通常临床所指的急性肾小球肾炎即指链球菌感染后肾小球肾炎，本节也以此为重点阐述。

一、发病机制与临床表现

(一)发病因素机制

本病发病与抗原抗体介导的免疫损伤密切相关。当机体被链球菌感染后，其菌体内某些有关抗原与相应的特异抗体于循环中形成抗原-抗体复合物，随血流抵达肾脏，沉积于肾小球而致病。但也可能是链球菌抗原中某些带有阳电荷的成分通过与肾小球基底膜(GBM)上带有阴电荷的硫酸类肝素残基作用，先植于 GBM，然后通过原位复合物方式而致病。当补体被激活后，炎症细胞浸润，导致肾小球免疫病理损伤而致疾病。肾小球毛细血管的免疫性炎症使毛细血管腔变窄，甚至闭塞，并损害肾小球滤过膜。可出现血尿、蛋白尿及管型尿等，并使肾小球滤过率下降。因而对水钠各种溶质(包括含氮代谢产物、无机盐)的排泄减少，而发生水钠潴留，继而引起细胞外液容量增加。因此，临床上有水肿、尿少、全身循环充血状态、呼吸困难、肝大、静脉压增高等表现。本病引发的高血压目前认为是由于血容量增加所致，同时，也可能与肾素-血管紧张素-醛固酮系统活力增强有关。

本病急性期表现为弥漫性毛细血管内增生性肾小球肾炎、肾小球增大,并含有细胞成分,内皮细胞肿胀,系膜细胞浸润。电镜下可见上皮下沉淀物呈驼峰状。免疫荧光检查可见弥漫的呈颗粒状的毛细血管襻或系膜区的 IgG、C_3 和备解素的免疫沉着,偶有少量 IgM 和 C_4。

(二)临床表现

急性肾小球肾炎可发生于各年龄组,但以儿童及青少年多见。本证起病较急,病情轻重不一,多数病例患病前有链球菌感染史。感染灶以上呼吸道及皮肤为主,如扁桃体炎、咽炎、气管炎、鼻窦炎等。在上述前驱感染后,有 1～3 周无症状的间歇期。间歇期后,即急性起病,首发症状多为水肿和血尿,是典型性急性肾炎综合征。重症者可发生急性肾衰竭。

1.全身症状

发病时症状轻重不一,患者常有头痛、食欲减退、恶心、呕吐、腰困、疲乏无力,部分患者先驱感染没有控制,可有发热、咽喉疼痛、咳嗽、体温一般在 38 ℃ 上下,发热以儿童多见。

2.水肿、少尿

水肿、少尿常为本病的首发症状,占患者的 80％～90％,在发生水肿之前,患者都有少尿。轻者仅晨起眼睑水肿,或伴有双下肢轻度可凹性水肿,面色较苍白。重者可延及全身,体重增加。水肿出现的部位主要取决于两个因素,即重力作用和局部组织张力。儿童皮肤及皮下组织较紧密,则水肿的凹陷性不十分明显。另外,水肿的程度还与钠盐的食入量有密切关系。钠盐入量多则水肿加重,严重者可有胸腔积液、腹水。

3.血尿

几乎全部患者均有肾小球源性血尿,是本病常见的初起症状。尿是浑浊棕红色、洗肉水样色。一般在数天内消失,也可持续 1～2 周转为镜下血尿。经治疗后一般镜下血尿多在 6 个月内完全消失。也可因劳累、紧张、感染后反复出现镜下血尿,也有持续 1～2 年才完全消失。

4.蛋白尿

多数患者有不同程度的蛋白尿,以清蛋白为主。极少数患者表现为肾病综合征。蛋白尿持续存在提示病情迁延或有转为慢性肾炎的可能。

5.高血压

大部分患者可出现一过性轻、中度高血压。收缩压、舒张压均增高,往往与血尿、水肿同时存在。一般持续 2～3 周,多随水肿消退而降至正常。产生原因主要与水钠潴留、血容量扩张有关。经利尿消肿后血压随之下降,少数患者可出现重度高血压,并可并发高血压脑病、心力衰竭或视网膜病变,出现充血性心力衰竭、肺水肿等。

6.肾功能异常

少数患者可出现少尿(<400 mL/24 h)、肾功能一过性受损,表现为轻度氮质血症。于 2 周后尿量增加,肾功能于利尿后数天内可逐渐恢复,仅有极少数患者可表现为急性肾衰竭。

二、诊断与鉴别诊断

(一)诊断

1.前驱感染史

一般起病前有呼吸道或皮肤感染,也可能有其他部位感染。

2.尿常规及沉渣检查

(1)血尿:是急性肾炎重要的表现,肉眼血尿或镜下血尿尿中红细胞多为严重变形红细胞,这是由于红细胞通过病变毛细血管壁和流经肾小管过程中,因渗透压改变而变形。此外,还可见红细胞管型,表示肾小球有出血渗出性炎症,是急性肾炎的重要特点。

(2)管型尿:尿沉渣中常见有肾小管上皮细胞、白细胞,偶有白细胞管型及大量透明和颗粒管型,一般无蜡样管型及宽大管型,如果出现此类管型,提示原肾炎急性加重,或全身系统性疾病,如红斑狼疮或血管炎。

(3)尿蛋白:通常为(+)～(++),24 小时蛋白总量<3.0 g,尿蛋白多属非选择性。

(4)尿少与水肿:本病急性发作期 24 小时尿量一般在 1 000 mL 以下,并伴有面部及下肢轻度水肿。

3.血常规检查

白细胞计数可正常或增加,此与原感染性是否仍继续存在有关。急性期血沉常增快,一般在 30～60 mm/h,常见轻度贫血,此与血容量增大、血液稀释有关,于利尿消肿后即可恢复,但也有少数患者有微血管溶血性贫血。

4.肾功能及血生化检查

急性期肾小球滤过率(GFR)呈不同程度下降,但肾血浆流量常可正常。因此滤过分数常下降。与肾小球功能受累相比,肾小管功能相对良好,肾浓缩功能仍多保持正常。临床常见一过性氮质血症,血中尿素氮、肌酐轻度增高,尿钠和尿钙排出减少,不限进水的患者可有轻度稀释性低钠血症。此外,还可出现高血钾和代谢性酸中毒症。

5.有关链球菌感染的细胞学和血清学检查

链球菌感染后,机体对菌体成分及其产物相应的抗体,如抗链球菌溶血素 O 抗体(ASO),其阳性率可达 50%～80%,常借助检测此抗体以证实前期的链球菌感染。通常在链球菌感染后2～3周出现,3～5 周滴度达高峰,半年内可恢复正常,75%的患者 1 年内转阴。在判断所测结果时应注意,ASO 滴度升高仅表示近期内曾有链球菌感染,与急性肾炎发病的可能性及病情严重性不直接相关。经有效抗生素治疗者其阳性率降低,皮肤感染灶患者阳性率也低。另外,部分患者起病早期循环免疫复合物及血清冷球蛋白可呈阳性,但应注意病毒所致急性肾炎者可能前驱期短,一般为 3～5 天,以血尿为主要表现,C_3 不降低,ASO 不增高,预后好。

血浆补体测定除个别病例外,肾炎病程早期,血总补体及 C_3 均明显下降,6 周后可恢复正常,此规律性变化为急性肾炎的典型表现。血清补体下降程度与急性肾炎病情轻重无明显相关,但低补体血症持续 8 周以上者,应考虑有其他类型肾炎的可能,如膜增生性肾炎、冷球蛋白血症或狼疮性肾炎等。

6.血浆蛋白和脂质测定

本症患者有少数清蛋白常轻度降低,这是由于水钠潴留的血容量增加和血液稀释造成,并不是由尿蛋白丢失而致,经利尿消肿后可恢复正常。有少数患者伴有 α_2、β 脂蛋白增高。

7.其他检查

如少尿一周以上或进行性尿量减少伴肾功能恶化者、病程超过两个月而无好转趋势者、急性肾炎综合征伴肾病综合征者,应考虑进行肾活检以明确诊断,指导治疗。

8.非典型病例的临床诊断

最轻的亚临床病例可全无水肿、高血压和肉眼血尿,仅于链球菌感染后或急性肾炎紧密相接触者,行尿常规检查而发现镜下血尿,甚或尿检也正常,仅血中 C_3 呈典型的规律性改变,即急性期明显降低,而6～8 周恢复正常。此类患者如行肾活检可呈典型的毛细血管内增生及特征性驼峰病变。

(二)鉴别诊断

1.发热性尿蛋白

急性感染发热患者可出现蛋白尿、管型及镜下血尿,极易与不典型或轻度急性肾炎患者相混淆,但前者无潜伏期,无水肿和高血压,热退后尿常规迅速恢复正常。

2.急进性肾炎

起病初与急性肾炎很难鉴别,本病在数天或数周内出现进行性肾功能不全、少尿或无尿,可帮助鉴别,必要时需采用肾穿刺病理检查,如表现为新月体肾炎可资鉴别诊断。

3.慢性肾炎急性发作

大多数慢性肾炎往往起病隐匿,急性发作常继发感染后,前驱期往往较短,1~2天即出现水肿、少尿、氮质血症等,严重者伴有贫血、高血压,肾功能持续损害常常可伴有夜尿增多,尿比重常低。

4.IgA 肾病

IgA 肾病主要以反复发作性血尿为主要表现,ASO、C_3 往往正常,肾活检可以明确诊断。

5.膜性肾炎

膜性肾炎常以急性肾炎样起病,但常常蛋白尿明显,血清补体持续下降>8 周,本病恢复不及急性肾炎明显,必要时行肾穿活检明确诊断。

6.急性肾盂肾炎或尿路感染

尿常规检查常有白细胞和脓细胞、红细胞,患者并有明显的尿路刺激症状和畏寒发热,补体正常,中段尿培养可确诊。

7.继发性肾炎

继发性肾炎如过敏性紫癜性肾炎、狼疮性肾炎、乙型肝炎病毒相关性肾炎等。本类肾炎原发病症状明显,不难诊断。

8.并发症

(1)循环充血状态:因水钠潴留,血容量扩大,循环负荷过重,乃至表现循环充血性心力衰竭甚至肺水肿,此与病情轻重和治疗情况相关,临床表现为气急,不能平卧,胸闷,咳嗽,肺底湿啰音,肝大压痛,心率快,奔马律等左、右心衰竭症状。其是因为血容量扩大所致,而与真正心肌泵衰竭不同,且强心剂效果不佳,利尿剂的应用常助其缓解。

(2)高血压脑病:是指血压急剧增高时(尤其是舒张压)伴发的中枢神经系统症状,一般儿童较成年人多见。一般认为此症是在高血压的基础上,脑部小血管痉挛,导致脑缺氧、脑水肿而致。但也有人认为当血压急剧升高时,脑血管原具备的自动舒缩功能失调或失控,脑血管高度充血脑水肿而致。此外,急性肾炎时,水钠潴留也在发病中起一定作用。此并发症多发生在急性肾炎起病后1~2周内。起病较急,临床表现为剧烈头痛,频繁恶心、呕吐,继之视力障碍,眼花,复视,暂时性黑蒙,并有嗜睡或烦躁。如不及时治疗则发生惊厥、昏迷,少数暂时偏瘫失语,严重时发生脑疝。神经系统多无局限性体征,浅反射及腱反射可减弱或消失,眼底检查常见视网膜小动脉痉挛,有时可见视盘水肿,脑脊液清亮,压力和蛋白正常或略高。当高血压伴视力障碍、惊厥、昏迷中的任一项,即可诊断。

(3)急性肾衰竭:急性肾炎患者中,有相当一部分病例有程度不一的氮质血症,但真正进展为急性肾衰竭者仅为极少数。由于防治及时,前两类并发症已大为减少,但合并急性肾衰竭尚无有效防止措施,已成为急性肾炎死亡的主要原因。临床表现为少尿或无尿,血尿素氮、肌酐升高,高血钾,代谢性酸中毒等尿毒症改变。在此情况下应及时行血液透析、肾替代疗法(按急性肾衰竭治疗)。如经治疗少尿或无尿3~5天或1周者,此后尿量逐渐增加,症状消失,肾功能可逐渐恢复。

(三)诊断标准

(1)起病较急,病情轻重不一,青少年儿童发病多见。

(2)前驱有上呼吸道及皮肤等感染史,多在感染后1~4周发病。

(3)多见血尿(肉眼或镜下血尿)、蛋白尿、管型(颗粒管型和细胞管型)。

(4)水肿,轻者晨起双眼睑水肿,重者可有双下肢及全身水肿。

(5)有短暂氮质血症,轻中度高血压,B超示双肾形态大小正常。

三、治疗

本病的治疗以休息及对症治疗为主,纠正水钠潴留,纠正血循环容量负荷重,抗高血压,防治急性期并发症,保护肾功能,如急性肾衰竭可行透析治疗。因本病属自限性疾病,一般不适宜应用糖皮质激素及细胞毒类药物。

(一)一般治疗

急性期应卧床休息2~3周,待肉眼血尿消失,水肿消退及血压恢复正常,然后逐渐增加室内活动量,3~6个月内应避免较重的体力活动。如活动后尿改变加重者应再次卧床休息。急性期低钠饮食,每天摄入食盐 3 g 以下,保证充足热量。肾功能正常者不需限制蛋白质入量,适当补充优质蛋白质,对有氮质血症者,应限制蛋白质入量,以减轻肾脏负担。水肿重尿少者,除限盐外还应限制水的入量。

(二)感染灶的治疗

对有咽部、牙周、鼻窦、气管、皮肤感染灶者应给予青霉素1～2周治疗。对青霉素过敏者可用大环内酯类抗生素。对于反复发作的慢性扁桃体炎,病证迁延2～6个月以上者,尿中仍有异常且考虑与扁桃体病灶有关时,待病情稳定后(尿蛋白少于+),尿沉渣计数少于10个/HP者,可考虑做扁桃体切除术,术前术后需用2～3周青霉素。

(三)抗凝治疗

根据发病机制,且有肾小球内凝血的主要病理改变,主要为纤维素沉积及血小板聚集,因此,在临床治疗时并用抗凝降纤疗法,有助于肾炎的缓解和恢复,具体方法如下。

1.肝素

按成人每天总量5 000～10 000 U加入5%葡萄糖注射液250 mL静脉滴注,每天1次,10～14天为1个疗程,间隔3～5天,再行下1个疗程,共用2～3个疗程。

2.丹红注射液

成人用量为20～40 mL,加入5%葡萄糖注射液中,用法疗程同肝素,小儿酌减。或选择其他活血化瘀中成药注射剂,如血塞通、舒血通、川芎、丹参注射剂等。

3.尿激酶

成人每天总量5 000～10 000 U,加入5%葡萄糖250 mL中,用法疗程如丹红注射液,小儿酌减。注意肝素与尿激酶不要同时应用。

4.双嘧达莫(潘生丁)

成人50～100 mg,每天3次口服,可连服8～12周,小儿酌情服用。

(四)利尿消肿

急性肾炎的主要生理病理变化为钠潴留,细胞外液量增加导致临床上水肿、高血压、循环负荷过重及致心肾功能不全等并发症。应用利尿药不仅能达到消肿利尿作用,且有助于防治并发症。

1.轻度水肿

颜面部及双下肢轻度水肿(无胸腔积液、腹水者),常用噻嗪类利尿药。如氢氯噻嗪,成人25～50 mg,1～2次/天,口服,此类利尿药作用于远端肾小管。当GFR 为 25 mL/min 时,常不能产生利尿效果,此时可用襻利尿剂。

2.中度水肿

伴有肾功能损害及少量胸腔积液或腹水者,先用噻嗪类利尿药,氢氯噻嗪25～50 mg,1～2次/天。但当 GFR 为 25 mL/min 时,可加用襻利尿剂,如呋塞米(速尿)每次 20～40 mg,1～3次/天,如口服效差,可肌内注射或静脉给药,30 分钟起效,但作用短暂,仅 4～6 小时,可重复应用。此两种药在肾小球滤过功能严重受损,肌酐清除率为 5～10 mL/min 时,仍有利尿作用,应注意大剂量时可致听力及肾脏严重损害。急性肾炎一般不用汞利尿剂、保钾利尿剂及渗透性利尿剂。

3.重度水肿

当每天尿量<400 mL,并有大量胸腔积液、腹水,伴肾功能不全,甚至急性肾衰竭、高血压、心力衰竭并发症时,立即应用大剂量强利尿剂,如呋塞米 60～120 mg,缓慢静脉推注,但剂量不能>400 mg/d。因剂量过大,并不能增强利尿效果,反而会使不良反应明显增加,导致不可逆性耳聋。应用后如利尿效果仍不理想,则应考虑血液净化学治疗(以下简称化疗)法,如血液透析、腹膜透析等,而不应冒风险应用过大剂量的利尿药。此外,还可应用血管解痉药,如多巴胺以达利尿目的。

注意:其他利尿药不宜应用,如汞利尿药对肾实质有损害;渗透性利尿药如甘露醇可增加血容量,加重心脑血管负荷而发生意外,还有诱发急性肾衰竭的潜在危险;保钾利尿剂可致血钾升高,尿少时不宜使用。对高尿酸血症患者,应慎用利尿药。

(五)降压治疗

血压不超过 18.7/12.0 kPa(140/90 mmHg)者可暂缓治疗,严密观察。若经休息、限水、限盐、利尿治疗后,血压仍高者,应给予降压药,可根据高血压的程度、起病缓急,首选一种品种和小剂量使用。

1.钙通道阻滞剂

如硝苯地平(硝苯吡啶)、尼群地平类。此类药品可通过阻断钙离子进入细胞内而干扰血管平滑肌的兴奋-收缩偶联,降低外阻血管阻力而使血压下降,并能较好地维持心、脑、肾血流量。口服或舌下含服均吸收良好,每次 10 mg,2～

3 次/天,用药后 20 分钟血压下降,1～2 小时作用达高峰,持续 4～6 小时。控释片、缓释片按说明服用,与 β 受体阻滞剂合用可提高疗效,并可减轻硝苯地平引起的心率加快。

2.血管紧张素转化酶抑制剂

通过抑制血管紧张素转换酶的活性,而抑制血管紧张素扩张小动脉,适用于肾素-血管紧张素-醛固酮介导的高血压,也可应用于合并心力衰竭的患者,常用药物如卡托普利,口服 25 mg,15 分钟起效,服用盐酸贝那普利(洛丁新)5～10 mg,每天 1 次服用,对肾素依赖性高血压效果更好。

3.α_1 受体阻滞剂

如哌唑嗪,具有血管扩张作用,能减轻心脏前后负荷,宜从小剂量开始逐渐加量,不良反应有直立性低血压、眩晕或乏力等。

4.硝普钠

硝普钠用于严重高血压者,用量为 1～3 $\mu g/(kg \cdot min)$,速度持续静脉滴注,数秒内即起作用。其常溶于 200～500 mL 的 5% 葡萄糖注射液中静脉滴注,先从小剂量开始,依血压调整滴数。此药物的优点是作用快、疗效高、毒性小,既作用于小动脉阻力血管,又作用于静脉的血容量血管,能降低外周阻力,而不引起静脉回流增加,故尤适应于心力衰竭患者。

(六)严重并发症的治疗

1.急性循环充血性状态和急性充血性心力衰竭的治疗

当急性肾炎出现胸闷、心悸、肺底啰音、心界扩大等症状时,心排血量并不降低,射血指数并不减少,与心力衰竭的病理生理基础不同,而是水钠潴留,血容量增加所致淤血状态。此时首先要绝对卧床休息,严格限制钠、水入量,同时应用强利尿药。硝普钠或酚妥拉明药物多能使症状缓解,发生心力衰竭时,可适当应用地高辛或毒毛花苷 K。危重患者可采用轮流束缚上下肢或静脉放血,每次 150～300 mL,以减轻心脏负荷和肺淤血。当保守治疗无效时,可采用血透脱水治疗。

2.高血压脑病治疗

出现高血压脑病时,应首选硝普钠,剂量为 5 mg 加入 10% 葡萄糖注射液100 mL 中静脉滴注,4 滴/分开始。用药时应监测血压,每 5～10 分钟测血压1 次。根据血压变化情况调节滴数,最大15 滴/分,为 1～2 $\mu g/(kg \cdot min)$,每天总剂量<100 $\mu g/kg$。用药后如患者高血压脑病缓解,神志好转,停止抽搐,则应改用其他降压药维持血压。因高血压脑病可致生命危险,故应快速降压,争分夺秒。硝普钠起效快,半衰期短,1～2 分钟可显效,停药 1～10 分钟作用可消失,

无药物依赖性。但应注意硝普钠可产生硫氰酸盐代谢产物,故静脉用药浓度应低,滴速应慢,应用时间要短(<48 小时),并应严密监测血压,如降压过度,可使有效循环血容量过低,而致肾血流量降低,灌注不足引起肾功能损害。应用硝普钠抢救急性肾炎高血压危象,疗效可靠、安全,而且不良反应小。

当高血压伴有脑水肿时,宜采用强利尿药及脱水药以降低颅脑压力。降颅压和脱水治疗可应用 20% 甘露醇,每次 5 mL/kg,静脉注射或静脉快速滴注,视病情 4～8 小时 1 次。呋塞米每次 1 mg/kg 静脉滴注,每 6～8 小时 1 次。地塞米松 0.3～0.5 mg/kg(或每次 5～10 mg,每 6～8 小时 1 次)。如有惊厥应注意对症止痉。持续抽搐者,成人可用地西泮(安定)每次 0.3 mg/kg,总量不超过 10～15 mg 静脉给药,并可辅助吸氧等。

3.透析治疗

本病有以下两种情况时可采用透析治疗。

(1)少尿性急性肾衰竭,特别是有高血钾存在时。

(2)严重水钠潴留引起急性左心衰竭者,应及时给予透析治疗,以帮助患者度过急性期。由于本病具有自愈倾向,肾功能多可逐渐恢复,一般不需要长期维持透析。

临床应注意在治疗本病时,不宜应用糖皮质激素、非甾体抗炎药和山莨菪碱类药物治疗。本病大多预后良好,部分病例可在数月内自愈。老年患者有持续性高血压,大量蛋白尿,或肾功能损害者预后较差,肾组织增生病变重,伴有较多新月体形成者预后较差。

第二节　慢性肾小球肾炎

慢性肾小球肾炎简称慢性肾炎(CGN),指尿蛋白、血尿、高血压、水肿为基本临床特点的一组肾小球疾病。起病方式各有不同,病理类型及病程不一,临床表现多样化。大部分患者病情隐匿迁延,病变缓慢进展,可有不同程度的肾功能损害,最终将发展为慢性肾衰竭。部分患者病变可呈急性加重和进展。由于本组疾病的病理类型及病期不同,主要临床表现也各不相同,疾病表现呈多样化,治疗较困难,预后也相对较差。

一、病因病机与临床表现

(一)病因病机

1.发病原因

慢性肾炎是一组多病因的慢性肾小球病变为主的肾小球疾病,大多数患者的病因不十分明确。但经临床免疫病理和实验室的资料说明,慢性肾炎的发病原因与免疫机制关系密切,与链球菌感染无明确关系,15%～20%是从急性肾小球肾炎转变而来,大部分慢性肾炎患者无急性肾炎病史,可能是由于各种细菌、病毒、原虫、感染等因素通过免疫机制、炎症介质因子及非免疫机制等引起本病,而并非直接的免疫反应病因。感染因素及其后的刺激导致免疫复合物在肾小球内沉积,提示体液免疫反应是慢性肾小球肾炎损伤的主要原因。单核巨噬细胞在诱发疾病中具有重要作用。

2.病理机制

(1)免疫机制的反应:主要发生在肾小球内,有较多的组织损伤介质被激活,有生长因子及补体产生趋化因子,引起白细胞募集。C_{5b-9}对肾小球细胞的攻击,使纤维素沉积,甚至形成新月体。炎症介质的刺激使肾炎进入慢性期,随着许多氧化物及蛋白酶的产生,发生细胞增殖,表型转化,细胞外基质积聚,引起肾小球硬化和永久性肾功能损害。

(2)非免疫机制的参与:主要参与肾小球肾炎的慢性进展,如有效过滤面积减少,残余肾小球滤过率升高,肾缺血,各种因子细胞释放,以及肾小管中蛋白质成分增高造成的毒性作用,均可加重肾小球硬化和慢性肾间质纤维化。

(3)慢性肾炎的病理特点:是由两侧肾脏弥漫性肾小球病变和多种病理类型引起的,因长期的反复发作,呈慢性肾炎过程,肾小球毛细血管逐渐破坏,纤维组织增生,肾小球纤维化,淋巴细胞浸润,玻璃样变,随之可导致肾小管肾间质继发性病变。后期肾皮质变薄,肾脏体积缩小,形成终末期固缩肾。在肾硬化的肾小球间有时可见肥大的肾小球。病理类型可见几种:系膜增生性肾炎、膜性肾病、系膜毛细血管性肾炎、局灶性节段性肾小球硬化、增生硬化型肾小球肾炎。

(二)临床表现

慢性肾炎可发生于任何年龄和性别,多数起病缓慢隐匿,临床以蛋白尿、血尿、高血压、水肿为基本特征,常有不同程度的肾功能损害。由于各种因素影响,病情时轻时重,反复发作,逐渐地发展为慢性肾衰竭。

发病初、早期,患者可表现乏力、劳倦、腰部隐痛、刺痛,或困重、食欲减退,水肿可有可无,有水肿也不严重,部分患者可无明显的临床症状。尿检验蛋白尿持续存在,通常在非肾病综合征范围,并有不同程度的肾小球源性血尿及管型,多呈镜下血尿,肉眼血尿少见。血压可正常或轻度升高。肾功能正常或轻度损伤,肌酐清除率下降,或轻度氮质血症表现,可持续数年或数十年。肾功能逐渐恶化并出现相应的临床表现,如贫血、血压升高、酸中毒等,最终进展为尿毒症。

有部分慢性肾炎患者,可以高血压为突出或首先发现,特别是舒张压持续性中等以上的程度上升,可有眼底出血、渗血,甚则视盘水肿。如果未有控制使血压持续稳定,肾功能恶化较快。未经治疗,多数患者肾功能呈慢性渐进性损害,预后较差。当患者因感染、过度疲劳、精神压力过大,或使用肾毒性药物等因素,常可使病情呈急性发作或急骤恶化,经及时治疗或驱除病因后病情可有一定程度的缓解,但也可能因此而进入不可逆的肾衰竭。肾功能损害程度和发展快慢主要与病理类型相关,同时也与合理治疗和认真的调护等因素关系密切。

二、分类与辅助检查

(一)分类

慢性肾炎临床表现多样,个体差异较大,中青年发病率高,易误诊。有蛋白尿(一般在 $1\sim3$ g/24 h)、血尿、管型尿、水肿及高血压,以及病史 1 年以上者,无论有无肾损害,均应考虑此病。在除外继发性肾小球肾炎及遗传性肾小球肾病后,临床上可诊断为慢性肾炎。根据临床表现分为以下 5 型。

1.普通型

该类型较为常见,病程迁延,病情相对稳定,多表现为轻度至中度水肿,高血压和肾功能损害。尿蛋白定性(+)~(+++),镜下呈肾小球源性血尿和管型尿等。病理改变以 IgA 肾病、非 IgA 系膜增生性肾炎即局灶系膜增生性较常见,也可见于局灶性节段性肾小球硬化早期和膜增生性肾炎等。

2.肾病性大量蛋白尿型

除具有普通型的表现外,部分患者可表现肾病性大量蛋白尿,病理分型以微小病变型肾病、膜增生性肾炎、局灶性肾小球硬化等多见。

3.高血压型

除上述表现外,以持续性中度血压增高为主,特别是舒张压持续增高,常伴有眼底视网膜动脉细窄、迂曲和动静脉交叉压迫现象,少数可有絮状物或出血,病理常以局灶节段性肾小球硬化和弥漫性增生为多见,或晚期多有肾小球硬化表现。

4.混合型

临床上既有肾病型表现,同时又有高血压型表现,多伴有不同程度肾功能减退征象,病理改变可为局灶节段性肾小球硬化和晚期弥漫性增生性肾小球肾炎等。

5.急性发作型

在病情相对稳定或持续进展过程中,由于各种微生物感染,过度疲劳或精神打击等因素,经过较短的潜伏期(一般2~7天)后,而出现类似急性肾炎的临床表现,经治疗和休息等调治后,可恢复原先水平,或病情恶化逐渐发展至尿毒症,或者是反复发作多次后,肾功能急剧减退而出现尿毒症一系列临床表现。病理改变为弥漫性增生,肾小球硬化基础上出现新月体和/或明显间质性肾炎。

(二)辅助检查

1.尿液检查

尿异常是慢性肾炎的基本特点和标志,蛋白尿是诊断慢性肾炎的主要依据。尿蛋白一般在1~3 g/24 h,尿沉渣可见颗粒管型和透明管型,多数可有肾小球源性镜下血尿,少数患者可有间发性肉眼血尿。

2.肾功能检查

多数慢性肾炎患者可有不同程度的肾小球滤过率(GFR)下降,早期表现为肌酐清除率下降,其后血肌酐、尿素氮升高,可伴不同程度的肾小管功能减退,如近端肾小管尿浓缩功能减退和/或近端肾小管重吸收功能下降。

3.影像学检查

B超检查早期可显示肾实质回声粗乱,晚期可有肾体积缩小等改变。

4.病理检查

肾活检有助于明确诊断,如无特殊禁忌证和有条件的医院,应强调所有慢性肾炎患者进行肾活检,肾活检有助于与继发性肾小球疾病的鉴别诊断。另外,可以明确肾小球病变的组织学类型和病理损害程度及活动性,从而指导合理的治疗,延缓慢性肾损害的进展。

三、鉴别诊断与诊断标准

(一)鉴别诊断

1.继发性肾小球疾病

如狼疮性肾炎、过敏性紫癜性肾炎、乙型肝炎相关性肾损害,以上可依据相应的系统表现及特异性实验室检查进行鉴别。

2.遗传性肾病

Alport综合征常起病于青少年儿童,多在10岁之前起病,患者有眼(圆锥形或球形晶状体)、耳(神经性耳聋)、肾形态异常,并有阳性家族史(多为性连锁显性遗传、常染色体显性遗传及常染色体隐性遗传)。

3.其他原发性肾小球疾病

(1)隐匿性肾小球肾炎:主要表现为无症状性血尿和/或蛋白尿,无水肿、高血压和肾功能减退。

(2)感染后急性肾炎:有前驱感染,以急性发作起病的慢性肾炎需与此病鉴别,二者的潜伏期不同,血清 C_3 的动态变化有助于鉴别。另外,疾病的转归不同,慢性肾炎无自愈倾向,呈慢性进展,可资鉴别。

4.原发性高血压肾损害

先有较长期的高血压,然后出现肾损害,临床上近端肾小管功能损伤较肾小球功能损伤早,尿改变轻微,仅少量蛋白尿,常有高血压的其他靶器官并发症。

(二)诊断标准

(1)起病缓慢,病情迁延,临床表现可轻可重,或时轻时重,随着病情发展,可有肾功能减退、贫血、电解质紊乱等情况出现。

(2)可有水肿、高血压、蛋白尿、血尿及管型尿等表现中的一种或数种,临床表现多种多样,有时伴有肾病综合征或重度高血压。

(3)病程中可有急性发作,常因呼吸道及其他感染诱发,发作时有时类似急性肾炎的表现,有些病例可自动缓解,有些病例则出现病情加重。

四、治疗

慢性肾小球肾炎早期应该针对病理类型给予治疗,抑制免疫介导炎症,抑制细胞增生,减轻肾脏硬化;并应以防止或延缓肾功能进行性损害及恶化;以改善临床症状及防治并发症为主要目的。强调综合整体调治,可采取下列综合措施。

(一)一般治疗

1.动静结合,以静和休息为主

避免劳累及精神压力过大。因上列因素可加重肾功能负荷,加重高血压、水肿和尿检异常,故动静结合在治疗恢复过程中非常重要。

2.饮食调节

(1)蛋白质的摄入:慢性肾炎患者应根据肾功能减退程度决定蛋白质的摄入量。轻度肾功能减退者,蛋白食入量应为 0.6 g/(kg·d),以优质蛋白为主,适当

辅以 α-酮酸或必需氨基酸,可适当增加碳水化合物的摄入,以满足机体能量需要,防止负氮平衡。如患者肾功能正常,可适当放宽蛋白入量,一般不易超过1.0 g/(kg·d),以免加重肾小球高滤过等所致的肾小球硬化。慢性肾炎、肾功能损害患者,如长期限制蛋白质入量,势必导致必需氨基酸的缺乏。因此,补充 α-酮酸是必要的。α-酮酸含有多种必需氨基酸,摄入后经过转氨基作用形成相应的氨基酸,可使机体既获取必需氨基酸,减少了不必要的氨基,还提供了一定量的钙。对肾性高磷酸盐血症和继发性甲状旁腺功能亢进起到良好的作用。

(2)盐的摄入:有高血压和水肿的慢性肾炎,盐的摄入一般控制在 3 g/d以下。

(3)脂肪的摄入:高脂血症是促进肾脏病变加重的独立的危险因素,尤其是慢性肾炎大量蛋白尿的患者脂质代谢紊乱而出现的高脂血症。应限制脂肪摄入,限制含有大量饱和酸和脂肪酸的动物脂肪更为重要。

(二)药物治疗

1.积极控制高血压

高血压是加速肾小球硬化,促进肾功能恶化的重要危险因素,为此积极控制高血压是十分重要的环节。控制高血压可防止肾功能减退,或使已经受损的肾功能有所改善,并可防止心血管的并发症,改善近期预后,具体治疗原则如下。

(1)力争达到目标值,如尿蛋白<1 g/d 的患者,血压控制在 17.3/10.7 kPa(130/80 mmHg)左右;如尿蛋白≥1.0 g/d的患者,血压应控制在 16.7 kPa/10.0 kPa(125/75 mmHg)以下水平。

(2)降压速度不能过低、过快,应使血压平稳下降。

(3)先以一种药物小剂量开始,必要时联合用药,直至血压控制满意。

(4)优选具有肾保护作用、能减缓肾功能恶化的降压药物。

(5)降压药物的选择:首选血管紧张素转换酶抑制剂(ACEI)、血管紧张素 Ⅱ 受体阻滞剂(ARB);其次选择长效钙通道阻滞剂(CCB)、β 受体阻滞剂、血管扩张剂、利尿剂等。由于 ACEI 与 ARB 除具有降压作用外,还能减少尿蛋白和延缓肾功能恶化,保护肾的功能效应,应优先选用。

在肾功能不全患者应用 ACEI 或 ARB 时,应注意防止高血钾和血肌酐升高发生。但血肌酐>264 μmol/L时,务必在严密检测下谨慎应用,尤其注意监测肾功能和血钾。

2.严密控制蛋白尿

蛋白尿是慢性肾损害进程中独立危险因素,是肾功能渐进性恶化不利条件,控制蛋白尿可延缓疾病的进展。尿蛋白导致肾损害的机制有以下几点。

(1)导致肾小管上皮细胞吸收蛋白过多而致细胞溶酶体破裂,释放溶酶体酶和补体引起组织损伤。

(2)肾小管上皮细胞摄取过多的清蛋白和脂肪酸,导致脂质合成和释放,引起细胞浸润,并释放组织因子造成组织损伤。

(3)肾小管本身产生的 Tamm-Horsfall 蛋白与滤液中蛋白相互作用阻塞肾小管。

(4)尿中补体成分增加,特别是 C_{5b-9} 膜攻击复合物激活近曲小管上皮的补体替代途径。

(5)肾小管蛋白质产氨增多,以及活化的氨基化 C_3 的相应产生。

(6)尿中转铁蛋白释放铁离子,产生游离氢氧根离子损伤肾小管。

以上因素导致肾小管分泌内皮素引起间质缺氧,产生致纤维因子。

控制蛋白尿药物的选择:ACEI 与 ARB 具有降低尿蛋白的作用,这种减少尿蛋白的作用并不依赖其降压的作用。因此,对于非肾病综合征范围内的蛋白尿可使用 ACEI 和/或 ARB 控制蛋白尿治疗。因用这类药物减少蛋白尿与剂量相关,所以其用药剂量,常需要高于降压所需剂量,但应预防低血压的发生。如选用依那普利 20～30 mg/d 和/或氯沙坦 100～150 mg/d,才可发挥较好的降低蛋白尿和肾脏保护作用。

3.糖皮质激素和细胞毒类药物的应用

由于慢性肾炎是因多种因素引起的综合征表现,其病因、病理类型、病情变化和临床表现、肾功能损害程度等差异很大,故是否应用皮质激素、细胞毒类药物,应根据临床表现和病理类型的不同,综合分析,再确立是否应用。

(1)有大量蛋白尿伴或不伴肾功能轻度损害者,可考虑应用糖皮质激素,一般应用泼尼松1 mg/(kg·d),治疗过程中严密观察血压和肾功能,一旦有肾功能损害应酌情撤减。

(2)肾功能进行性减退者,不宜继续使用常规的口服糖皮质激素治疗。

(3)根据病理检查结果应用:如果病理检查结果以活动性病变为主,伴有细胞增生、炎症细胞浸润、大量蛋白尿等,则应用激素及细胞毒类积极治疗。如泼尼松 1 mg/(kg·d),环磷酰胺2 mg/(kg·d)。若病理检查结果为慢性病变为主(肾小管萎缩、间质纤维化),则不考虑皮质激素等免疫抑制剂治疗。如果病理检查结果表现为活动性病变和慢性病变并存,肾功能已有轻度损害(肌酐<256 μmol/L),伴有大量蛋白尿,这类患者也可考虑皮质激素与细胞毒类药物的治疗(剂量同上),并可加用雷公藤总苷 60 mg/d,分 3 次服用。需密切观察肾功能的变化。

4.抗凝和血小板解聚药物治疗

抗凝药和血小板解聚药有一定的稳定肾功能、减轻肾脏病理损伤、延缓肾病进展的作用。即使无高凝状态和各种病理类型表现者,也可常规较长时间的配合激素及细胞毒类,或单独应用此类药物。常用药物如下。

(1)低分子肝素:该药的抗凝活性在于与抗凝血酶Ⅲ的结合后肝素链上的五聚糖抑制剂凝血酶和凝血因子Ⅹa,结果抗栓效果优于抗凝作用,生物利用度高,出血倾向少,半衰期比普通肝素长 2~4 倍,常用剂量为 5 000 U/d,腹壁皮下注射或静脉滴注,一般 7~10 天为 1 个疗程。根据临床表现和检验凝血系列,无出血倾向者,可连续应用 2~3 个疗程。

(2)双嘧达莫:此为血小板解聚药,用量为 200~300 mg/d,分 3 次口服,每月为 1 个疗程,可连续服用3~6 个月。

(3)阿司匹林:50~150 mg/d,每天 1 次,无出血倾向者可连续服用 6 个月以上。

(4)盐酸噻氯匹定(抵克立得)250~500 mg/d;西洛他唑 50~200 mg/d。

(5)华法林:4~20 mg/d,分 2 次服用,根据凝血酶原时间以 1 mg 为阶梯调整剂量。药物使用期间应定期检验凝血酶原时间(至少 3~4 周 1 次),防止出血,应严密观察。

以上的抗凝、溶栓、解聚血小板、扩张血管的中药和西药制剂,在应用时可选择 1~4 种,应注意有出血倾向者,或有过敏等不良反应者忌用或慎用,并要随时观察凝血酶时间。

5.降脂药物治疗

肾病并发脂质代谢紊乱,可加重肾功能的损害,并引起细胞凋亡,导致组织损伤。因此,当肾病并发脂质异常时,特别是低密度脂蛋白异常,应引起重视进而调节。他汀类药物不仅可以降血脂,更重要的是可以与肾脏纤维化有关分子的活性可逆性抑制系膜细胞、平滑肌细胞和小管上皮细胞对胰岛素样生长因子(PDGF)的增生反应;抑制单核细胞化学趋化蛋白和黏附因子的产生,减轻肾组织的损伤和纤维化。

6.避免加重肾损害的因素

在慢性肾炎的治疗恢复过程中,应积极预防感染、低血容量、腹水、水和电解质及酸碱平衡紊乱。避免过度劳累、妊娠和应用肾毒性药物,解除心理压力,如有血尿酸升高应积极治疗等。

第三节　IgA　肾　病

IgA 肾病是一组以系膜区 IgA 沉积为特征的肾小球肾炎,1968 年由法国病理学家 Berger 和 Hinglais 最先报道,目前已成为全球最常见的原发性肾小球疾病。我国最早于 1984 年由北京协和医院与北京医科大学第一医院联合报道了一组 40 例 IgA 肾病。此后,国内各中心对该病的报道日益增多,研究百花齐放。本节将针对 IgA 肾病的一些重要而值得探索的问题加以讨论。

一、流行病学特点与发病机制

(一)流行病学特点

1.广泛性与异质性

IgA 肾病为全世界范围内最常见的原发肾小球疾病。各个年龄段都能发病,但高峰在 20～40 岁。北美和西欧的调查显示男女比例为 2:1,而亚太地区比例为 1:1。IgA 肾病的发病率存在着明显的地域差异,亚洲地区明显高于其他地区。美国的人口调查显示 IgA 肾病年发病率为 1/100 000,儿童人群年发病率为 0.5/100 000,而这个数字仅为日本的 1/10。中国的一项13 519 例肾活检资料显示,IgA 肾病在原发肾小球疾病中所占比例高达 45%。此外,在无肾病临床表现的人群中,于肾小球系膜区能发现 IgA 沉积者也占 3%～16%。

以上数据提示了 IgA 肾病的广泛性与异质性特点。首先,IgA 肾病发病的地域性及发病人群的构成存在明显差异。这些差异可能与遗传、环境因素相关,也可能与各地选择肾活检的指征不同有关。日本和新加坡选择尿检异常(如镜下血尿)的患者常规进行肾穿刺病理检查,为此 IgA 肾病发生率即可能偏高;而美国主要选择蛋白尿>1.0 g/d 的患者进行肾穿刺,则其 IgA 肾病发生率即可能偏低。其次,IgA 肾病的发病存在明显的个体差异性。肾脏病理检查发现系膜区 IgA 沉积却无肾炎表现的个体并不少。同样为系膜区 IgA 沉积,有的患者出现肾炎,有的患者却无症状,原因并不清楚。欲回答这个问题必须对发病机制有更透彻的理解,IgA 于肾小球沉积的过程与免疫复合物造成的肾损伤过程可能是分别独立调控的环节,同时,基因多态性的研究或许能解释这些表型差异。最后,不同地域患者、不同个体的临床表现及治疗反应的差异势必会影响治疗决策,为此目前国际上尚无统一的治疗指南。2012 年 KDIGO 发表了《肾小球肾炎临床实践指南》,其中对 IgA 肾病治疗的建议几乎都来自较低级别证据。

2.病程迁延,认识过程曲折

早期观点认为 IgA 肾病是一良性过程疾病,预后良好。随着研究深入及随访期延长,现已明确其中相当一部分患者的病程呈进展性,高达 50% 的患者能在 20~25 年内逐渐进入终末期肾脏病(ESRD),这就提示对 IgA 肾病积极进行治疗、控制疾病进展很重要。

(二)发病机制

1.免疫介导炎症的发病机制

(1)黏膜免疫反应与异常 IgA1 产生:大量研究表明 IgA 肾病的启动与血清中出现过量的异常 IgA1(铰链区 O-糖链末端半乳糖缺失,对肾小球系膜组织有特殊亲和力)密切相关。这些异常 IgA1 在循环中蓄积到一定程度,并沉积于肾小球系膜区,才可能引发 IgA 肾病。目前关于致病性 IgA1 的来源主要有两种观点,均与黏膜免疫反应相关。其一,从临床表现来看,肉眼血尿往往发生于黏膜感染(如上呼吸道、胃肠道或泌尿系统感染)之后,提示 IgA1 的发生与黏膜免疫相关,推测肾小球系膜区沉积的 IgA1 可能来源于黏膜免疫系统。其二,IgA 肾病患者过多的 IgA1 可能来源于骨髓免疫活性细胞。Julian 等提出"黏膜-骨髓轴"观点,认为血清异常升高的 IgA 并非由黏膜产生,而是由黏膜内抗原特定的淋巴细胞或抗原递呈细胞进入骨髓腔,诱导骨髓 B 细胞增加 IgG1 分泌所致。所以,血中异常 IgA1 的来源目前尚未明确,有可能来源于免疫系统的某一个部位,也可能是整个免疫系统失调的结果。

以上发病机制的认识开阔了治疗思路,即减少黏膜感染,控制黏膜免疫反应,有可能减少 IgA 肾病的发病及复发。对患有慢性扁桃体炎并反复发作的患者,现在认为择机摘除扁桃体有可能减少黏膜免疫反应,降低血中异常 IgA1 和循环免疫复合物水平,从而减少肉眼血尿发作和尿蛋白。

(2)免疫复合物形成与异常 IgA1 的致病性:异常 IgA1 沉积于肾小球系膜区的具体机制尚未完全清楚,可能通过与系膜细胞抗原(包括种植的外源性抗原)或细胞上受体结合而沉积。大量研究证实免疫复合物中的异常 IgA1 与系膜细胞结合后,即能激活系膜细胞,促其增殖、释放细胞因子和合成系膜基质,诱发肾小球肾炎;而非免疫复合物状态的异常 IgA1 并不能触发上述致肾炎反应。上述含异常 IgA1 的免疫复合物形成过程能被多种因素调控,包括补体成分 C_{3b} 及巨噬细胞和中性粒细胞上的 IgA Fc 受体(CD89)的可溶形式。

以上过程说明系膜区的异常 IgA1 沉积与肾炎发病并无必然相关性,其致肾炎作用在一定程度上取决于免疫复合物形成及其后续效应。此观点可能也解释了为何有人系膜区有 IgA 沉积却无肾炎表现的原因。

(3)受体缺陷与异常 IgA1 清除障碍:现在认为肝脏可能是清除异常 IgA 的主要场所。研究发现,与清除异常 IgA1 免疫复合物相关的受体有肝细胞上的去唾液酸糖蛋白受体(ASGPR)及肝脏 Kupffer 细胞上的 IgA Fc 受体(FcαRI,即 CD89),如果这些受体数量减少或功能异常,就能导致异常 IgA1 免疫复合物清除受阻,这也与 IgA 肾病发病相关。

肝硬化患者能产生一种病理表现与 IgA 肾病十分相似的肾小球疾病,被称为"肝硬化性肾小球疾病",其发病机制之一即可能与异常 IgA1 清除障碍相关。

(4)多种途径级联反应致肾脏损伤:正如前述,含有异常 IgA1 的免疫复合物沉积于系膜,将触发炎症反应致肾脏损害。从系膜细胞活化、增殖、释放前炎症及前纤维化细胞因子,合成及分泌细胞外基质开始,通过多种途径的级联放大反应使肾损害逐渐加重。受累细胞从系膜细胞扩展到足细胞、肾小管上皮细胞、肾间质成纤维细胞等肾脏固有细胞及循环炎症细胞;病变性质从炎症反应逐渐进展成肾小球硬化及肾间质纤维化等不可逆病变,最终患者进入 ESRD。

免疫-炎症损伤的级联反应概念能为治疗理念提出新思路。2013 年 Coppo 等人认为应该对 IgA 肾病早期进行免疫抑制治疗,这可能会改善肾病的长期预后。他们认为 IgAN 治疗存在"遗产效应",若在疾病早期阻断一些免疫发病机制的级联放大反应,即可能留下持久记忆,获得长时期疗效。这一观点大大强调了早期免疫抑制治疗的重要性。

综上所述,随着基础研究的逐步深入,IgA 肾病的发病机制已越来越趋清晰,但是遗憾的是,至今仍无基于 IgA 肾病发病机制的特异性治疗问世,当前治疗多在减轻免疫病理损伤的下游环节,今后应力争改变这一现状。

2.基因相关的遗传发病机制

遗传因素一定程度上影响着 IgA 肾病的发生。在不同的种族群体中,血清糖基化异常的 IgA1 水平显现出不同的遗传特性。约 75% 的 IgA 肾病患者血清异常 IgA1 水平超过正常对照的第 90 百分位,而其一级亲属中也有 30%～40%

的成员血清异常 IgA1 水平升高,不过,这些亲属多数并不发病,提示还有其他决定发病的关键因素存在。

家族性 IgA 肾病的病例支持发病的遗传机制及基因相关性。多数病例来自美国和欧洲的高加索人群,少数来自日本,中国香港也有相关报道。北京大学第一医院曾对 777 例 IgA 肾病患者进行了家族调查,发现 8.7% 的患者具有阳性家族史,其中 1.3% 已肯定为家族性 IgA 肾病,而另外 7.4% 为可疑家族性 IgA 肾病,为此有学者认为在中国 IgA 肾病也并不少见。

目前,对于 IgA 肾病发病的遗传因素的研究主要集中于 HLA 基因多态性、T 细胞受体基因多态性、肾素-血管紧张素系统基因多态性、细胞因子基因多态性及子宫珠蛋白基因多态性。IgA 肾病可能是个复杂的多基因性疾病,遗传因素在其发生发展中起了多大作用,尚有待进一步的研究。

二、临床表现、病理表现与诊断

(一)临床表现与分类

1.无症状性血尿、伴或不伴轻度蛋白尿

患者表现为无症状性血尿,伴或不伴轻度蛋白尿(少于 1 g/d),肾功能正常。我国一项试验对表现为单纯镜下血尿的 IgA 肾病患者随访 12 年,结果显示 14% 的镜下血尿消失,但是约1/3 的患者出现蛋白尿(超过 1 g/d)或者肾小球滤过率(GFR)下降。这个结果也提示对表现无症状性血尿伴或不伴轻度蛋白尿的 IgA 肾病患者,一定要长期随访,因为其中部分患者随后可能出现病变进展。

2.反复发作肉眼血尿

反复发作肉眼血尿多于上呼吸道感染(细菌性扁桃体炎或病毒性上呼吸道感染)后 3 天内发病,出现全程肉眼血尿,儿童和青少年(80%～90%)较成人(30%～40%)多见,多无伴随症状,少数患者有排尿不适或胁腹痛等表现。一般认为肉眼血尿程度与疾病严重程度无关。患者在肉眼血尿消失后,常遗留下无症状性血尿、伴或不伴轻度蛋白尿。

3.慢性肾炎综合征

慢性肾炎综合征常表现为镜下血尿、不同程度的蛋白尿(常>1.0 g/d,但少于大量蛋白尿),而且随病情进展常出现高血压、轻度水肿及肾功能损害。这组 IgA 肾病患者的疾病具有慢性进展性质。

4.肾病综合征

表现为肾病综合征的 IgA 肾病患者并不少见。对这类患者首先要做肾组织的电镜检查,看 IgA 肾病是否合并微小病变病,如果是,则疾病治疗及转归均与微小病变病相似。但是,另一部分肾病综合征患者,常伴高血压和/或肾功能减退,肾脏病理常为 Lee 氏分级Ⅲ～Ⅴ级,这类 IgA 肾病治疗较困难,预后较差。

5.急性肾损伤

IgA 肾病在以下几种情况下可以出现急性肾损伤(AKI)。

(1)急进性肾炎:临床呈现血尿、蛋白尿、水肿及高血压等表现,肾功能迅速恶化,很快出现少尿或无尿,肾组织病理检查为新月体肾炎。IgA 肾病导致的急进性肾炎还经常伴随肾病综合征。

(2)急性肾小管损害:这往往由肉眼血尿引起,可能与红细胞管型阻塞肾小管及红细胞破裂释放二价铁离子致氧化应激反应损伤肾小管相关。常为一过性轻度 AKI。

(3)恶性高血压:IgA 肾病患者的高血压控制不佳时,较容易转换成恶性高血压,伴随出现 AKI,严重时出现急性肾衰竭(ARF)。

上述各种类型 IgA 肾病患者的血尿,均为变形红细胞血尿或变形红细胞为主的混合型血尿。

(二)病理特点、病理分级及对其评价

1.IgA 肾病的病理特点

(1)免疫荧光(或免疫组化)表现:免疫病理检查可发现明显的 IgA 和 C_3 于系膜区或系膜及毛细血管壁沉积,也可合并较弱的 IgG 和/或IgM 沉积,但 C_{1q} 和 C_4 的沉积少见。有时小血管壁可以见到 C_3 颗粒沉积,此多见于合并高血压的患者。

(2)光学显微镜表现:光镜下 IgA 肾病最常见的病理改变是局灶或弥漫性系膜细胞增生及系膜基质增多,因此最常见的病理类型是局灶增生性肾炎及系膜增生性肾炎,有时也能见到新月体肾炎或膜增生性肾炎,可以伴或不伴节段性肾小球硬化。肾小球病变重者常伴肾小管间质病变,包括不同程度的肾间质炎症细胞浸润,肾间质纤维化及肾小管萎缩。IgA 肾病的肾脏小动脉壁常增厚(不伴高血压也增厚)。

(3)电子显微镜表现:电镜下可见不同程度的系膜细胞增生和系膜基质增多,常见大块高密度电子致密物于系膜区或系膜区及内皮下沉积。这些电子致密物的沉积部位与免疫荧光下免疫沉积物的沉积部位一致。肾小球基底膜正常。

所以,对于 IgA 肾病诊断来说,免疫荧光(或免疫组化)表现是特征性表现,不做此检查即无法诊断 IgA 肾病;电镜检查若能在系膜区(或系膜区及内皮下)见到大块高密度电子致密物,对诊断也有提示意义。而光镜检查无特异表现。

2.IgA 肾病的病理分级

(1)Lee 氏和 Hass 氏分级:目前临床常用的 IgA 肾病病理分级为 Lee 氏和 Hass 氏分级。这两个分级系统简便实用,对判断疾病预后具有较好作用。

(2)牛津分型:国际 IgA 肾病组织与肾脏病理学会联合建立的国际协作组织,2009 年提出了一项具有良好重复性和预后预测作用的新型 IgA 肾病病理分型——牛津分型。

牛津分型应用了 4 个能独立影响疾病预后的病理指标,并详细制订了评分标准。这些指标包括系膜细胞增生(评分 M0 及 M1)、节段性硬化或粘连(评分 S0 及 S1)、内皮细胞增生(评分 E0 及 E1)及肾小管萎缩/肾间质纤维化(评分 T0、T1 及 T2)。牛津分型的最终病理报告,除需详细给出上述 4 个指标的评分外,还要用附加报告形式给出肾小球个数及一些其他定量病理指标(如细胞及纤维新月体比例、纤维素样坏死比例、肾小球球性硬化比例等),以更好地了解肾脏急性和慢性病变情况。

牛津分型的制定过程比以往任何分级标准都严谨及科学,而且聚集了国际肾脏病学家及病理学家的共同智慧。但是,牛津分型也存在一定的局限性,例如,新月体病变对肾病预后的影响分析较少,且其研究设计没有考虑到不同地区治疗方案的差异性,亚洲的治疗总体较积极(用激素及免疫抑制剂治疗者较多),因此牛津分型在亚洲的应用尚待进一步验证。

综上可见,病理分级(或分型)的提出需要兼顾指标全面、可重复性好及临床实用(包括操作简便、指导治疗及判断预后效力强)多方面因素,任何病理分级(或分型)的可行性都需要经过大量临床实践予以检验。

(三)诊断方法、诊断标准及鉴别诊断

1.肾活检指征及意义

IgA 肾病是一种依赖于免疫病理学检查才可确诊的肾小球疾病。但是目前国内外进行肾活检的指征差别很大,欧美国家大多主张对持续性蛋白尿>1.0 g/d 的患者进行肾活检,而在日本对于尿检异常(包括单纯性镜下血尿)的患者均建议常规做肾活检。有学者认为,掌握肾活检指征太紧有可能漏掉一些需要积极治疗的患者,而且目前肾穿刺活检技术十分成熟,安全性高,故肾活检指征不宜掌握过紧。确有这样一部分 IgA 肾病患者,临床表现很轻,尿蛋白

<1.0 g/d,但是病理检查却显示中度以上肾损害(Lee 氏分级Ⅲ级以上),通过肾活检及时发现这些患者并给予干预治疗很重要。所以,正确掌握肾活检指征,正确分析和评价肾组织病理检查结果,对指导临床合理治疗具有重要意义。

2.IgA 肾病的诊断标准

IgA 肾病的诊断是一个肾小球疾病的免疫病理诊断。免疫荧光(或免疫组化)检查见 IgA 或 IgA 为主的免疫球蛋白伴补体 C_3 呈颗粒状于肾小球系膜区或系膜及毛细血管壁沉积,并能从临床除外过敏性紫癜肾炎、肝硬化性肾小球疾病、强直性脊柱炎肾损害及银屑病肾损害等继发性 IgA 肾病,诊断即能成立。

3.鉴别诊断

IgA 肾病应注意与以下疾病鉴别。

(1)以血尿为主要表现者:需要与薄基底膜肾小球病及 Alport 综合征等遗传性肾小球疾病鉴别。前者常呈单纯性镜下血尿,肾功能长期保持正常;后者除血尿及蛋白尿外,肾功能常随年龄增长而逐渐减退直至进入 ESRD,而且还常伴眼、耳病变。肾活检病理检查是鉴别的关键,薄基底膜肾小球病及 Alport 综合征均无 IgA 肾病的免疫病理表现,而电镜检查却能见到各自特殊的肾小球基底膜病变。

(2)以肾病综合征为主要表现者:需要与非 IgA 肾病的系膜增生性肾炎鉴别。两者都常见于青少年,肾病综合征表现相似。假若患者血清 IgA 增高和/或血尿显著(包括肉眼血尿),则较支持 IgA 肾病。鉴别的关键是肾活检免疫病理检查,IgA 肾病以 IgA 沉积为主,而非 IgA 肾病常以 IgM 或 IgG 沉积为主,沉积于系膜区或系膜及毛细血管壁。

(3)以急进性肾炎为主要表现者:少数 IgA 肾病患者临床呈现急进性肾炎综合征,病理呈现新月体性肾炎,他们实为 IgA 肾病导致的Ⅱ型急进性肾炎。这种急进性肾炎应与抗肾小球基底膜抗体或抗中性粒细胞胞质抗体致成的Ⅰ型或Ⅲ型急进性肾炎鉴别。血清抗体检验及肾组织免疫病理检查是准确进行鉴别的关键。

三、预后评估及治疗选择

(一)疾病活动性及预后的评估指标及其意义

1.疾病预后评价指标

(1)蛋白尿及血压控制:蛋白尿和高血压的控制好坏会影响肾功能的减退速率及肾病预后。Le 等通过多变量分析显示,与肾衰竭关系最密切的因素为时间平均尿蛋白水平及时间平均动脉压水平。计算方法为:求 6 个月内每次随访时的尿蛋白量及血压的算术平均值,再计算整个随访期间所有算术平均值的均值。

(2)肾功能状态:与起病或病程中出现的肾功能异常和不良预后相关,表现为 GFR 下降,血清肌酐水平上升。日本一项针对 2 270 名 IgA 肾病患者 7 年随访的研究发现,起病时血清肌酐水平与达到 ESRD 的比例成正相关。

(3)病理学参数:病理分级的预后评价意义已被许多研究证实。系膜增生、内皮增生、新月体形成、肾小球硬化、肾小管萎缩及间质纤维化的程度与肾功能下降速率及肾脏存活率密切相关。重度病理分级患者预后不良。

(4)其他因素:肥胖 IgA 肾病患者肾脏预后更差,体重指数(BMI)超过 25 kg/m² 的患者,蛋白尿、病理严重度及 ESRD 风险均显著增加。此外,低蛋白血症、高尿酸血症也是肾脏不良结局的独立危险因素。

2.治疗方案选择的依据

只有对疾病病情及预后进行全面评估才可能制定合理治疗方案。应根据患者年龄、临床表现(如尿蛋白、血压、肾功能及其下降速率)及病理分级来综合评估病情,分析各种治疗的可能疗效及不良反应,最后选定治疗方案。而且,在治疗过程中还应根据疗效及不良反应来实时对治疗进行调整。

(二)治疗方案选择的共识及争议

1.非免疫抑制治疗

(1)拮抗血管紧张素 Ⅱ 药物:目前 ACEI 或 ARB 已被用作 IgA 肾病治疗的第一线药物。研究表明,ACEI/ARB 不仅具有降血压作用,而且还有减少蛋白尿及延缓肾损害进展的肾脏保护效应。由于 ACEI/ARB 类药物的肾脏保护效应并不完全依赖于血压降低,因此 ACEI/ARB 类药物也能用于血压正常的 IgA 肾病蛋白尿患者治疗。2012 年 KDIGO 制定的《肾小球肾炎临床实践指南》,推荐对尿蛋白>1 g/d 的 IgA 肾病患者长期服用 ACEI/ARB 治疗(证据强度 1B);并建议对尿蛋白 0.5~1.0 g/d 的 IgA 肾病患者也用 ACEI/ARB 治疗(证据强度 2D)。指南还建议,只要患者能耐受,ACEI/ARB 的剂量可逐渐增加,以使尿蛋白降至 1 g/d 以下(证据强度 2C)。

ACEI/ARB 类药物用于肾功能不全患者需慎重,应评估患者的药物耐受性并密切监测药物不良反应。服用 ACEI/ARB 类药物之初,患者血清肌酐可能出现轻度上升(较基线水平上升<30%),这是由药物扩张出球小动脉引起。长远来看,出球小动脉扩张使肾小球内高压、高灌注及高滤过降低,对肾脏是起保护效应,因此不应停药。但是,用药后如果出现血清肌酐明显上升(超过了基线水平的 30%~35%),则必须马上停药。多数情况下,血清肌酐异常升高是由于肾

脏有效血容量不足引起,故应及时评估患者血容量状态,寻找肾脏有效血容量不足的原因,加以纠正。除急性肾损害外,高钾血症也是应用 ACEI/ARB 类药物治疗的另一严重不良反应,尤易发生在肾功能不全时,需要高度警惕。

这里还需要强调,根据大量随机对照临床试验的观察结果,近年国内外的高血压治疗指南均不提倡 ACEI 和 ARB 两药联合应用。指南明确指出:在治疗高血压方面两药联用不能肯定增强疗效,却能增加严重不良反应;而在肾脏保护效应上,也无足够证据支持两药联合治疗。2013 年刚发表的西班牙 PRONEDI 试验及美国 VANEPHRON-D 试验均显示,ACEI 和 ARB 联用,与单药治疗相比,在减少 2 型糖尿病肾损害患者的尿蛋白排泄及延缓肾功能损害进展上并无任何优势。而在 VANEPHRON-D 试验中,两药联用组的高钾血症及急性肾损害不良反应却显著增加,以致试验被迫提前终止。

(2)深海鱼油:深海鱼油富含的 n-3(ω-3)多聚不饱和脂肪酸,理论上讲可通过竞争性抑制花生四烯酸,减少前列腺素、血栓素和白三烯的产生,从而减少肾小球和肾间质的炎症反应,发挥肾脏保护作用。几项大型随机对照试验显示,深海鱼油治疗对 IgA 肾病患者具有肾功能保护作用,但是荟萃分析却未获得治疗有益的结论。因此,深海鱼油的肾脏保护效应还需要进一步研究验证。鉴于深海鱼油治疗十分安全,而且对防治心血管疾病肯定有益,所以 2012 年 KDIGO 制定的《肾小球肾炎临床实践指南》建议,给尿蛋白持续>1 g/d 的 IgA 肾病患者予以深海鱼油治疗(证据强度 2D)。

(3)扁桃体切除:扁桃体是产生异常 IgA1 的主要部位之一。很多 IgA 肾病患者都伴有慢性扁桃体炎,而且扁桃体感染可导致肉眼血尿发作,所以择机进行扁桃体切除就被部分学者推荐作为治疗 IgA 肾病的一个手段,认为可以降低患者血清 IgA 水平和循环免疫复合物水平,使肉眼血尿发作及尿蛋白排泄减少,甚至对肾功能可能具有长期保护作用。

近期日本一项针对肾移植后复发 IgA 肾病患者的小规模研究表明,扁桃体切除术组降低尿蛋白作用显著(从 880 mg/d 降到 280 mg/d),而未行手术组则无明显变化。日本另外一项针对原发性 IgA 肾病的研究也同样显示,扁桃体切除联合免疫抑制剂治疗,在诱导蛋白尿缓解和/或血尿减轻上效果均较单用免疫抑制治疗优越。不过上面两个研究均为非随机研究,且样本量较小,因此存在一定局限性。有研究认为,扁桃体切除术联合激素和肾素-血管紧张素系统(RAS)阻断治疗,至少对轻中度蛋白尿且肾功能尚佳的 IgA 肾病患者具有肾功能的长远保护效应。

但是，2012 年 KDIGO 制定的《肾小球肾炎临床实践指南》认为，扁桃体切除术常与其他治疗(特别是免疫抑制剂)联合应用，所以疗效中扁桃体切除术的具体作用难以判断，而且也有临床研究并未发现扁桃体切除术对改善 IgA 肾病病情有益。所以，该指南不建议用扁桃体切除术治疗 IgA 肾病(证据强度 2C)，认为还需要更多的随机对照试验进行验证。不过，有学者认为如果扁桃体炎与肉眼血尿发作具有明确关系时，仍可考虑择机进行扁桃体切除。

(4)抗血小板药物:抗血小板药物曾被广泛应用于 IgA 肾病治疗，并有小样本临床试验显示双嘧达莫(潘生丁)治疗 IgA 肾病有益，但是许多抗血小板治疗都联用了激素和免疫抑制治疗，故其确切作用难以判断。2012 年 KDIGO 制定的《肾小球肾炎临床实践指南》不建议使用抗血小板药物治疗 IgA 肾病(证据强度 2C)。

2.免疫抑制治疗

(1)单用糖皮质激素治疗:2012 年 KDIGO 的《肾小球肾炎临床实践指南》建议，IgA 肾病患者用 ACEI/ARB 充分治疗 3～6 个月，尿蛋白仍未降达 1 g/d 以下，而患者肾功能仍相对良好(GFR>50 mL/min)时，应考虑给予 6 个月的激素治疗(证据强度 2C)。多数随机试验证实，6 个月的激素治疗确能减少尿蛋白排泄及降低肾衰竭风险。

不过，Hogg 等人进行的试验，是采用非足量激素相对长疗程治疗，随访 2 年，未见获益。另一项 Katafuchi 等人开展的低剂量激素治疗，虽然治疗后患者尿蛋白有所减少，但是最终进入 ESRD 的患者比例并无改善。这两项试验结果均提示中小剂量的激素治疗对 IgA 肾病可能无效。Lv 等进行的文献回顾分析也发现，在肾脏保护效应上，相对大剂量短疗程的激素治疗方案比小剂量长疗程治疗方案效果更优。

在以上研究中，激素相关的不良反应较少，即使是采用激素冲击治疗，3 月内使用甲泼尼龙达到 9 g，不良反应报道也较少。但是，既往的骨科文献认为使用甲泼尼龙超过 2 g，无菌性骨坏死发生率就会上升；Lv 等进行的文献复习也认为激素治疗会增加不良反应(如糖尿病或糖耐量异常、高血压、消化道出血、Cushing 样体貌、头痛、体重增加、失眠等)发生，因此仍应注意。

(2)激素联合环磷酰胺或硫唑嘌呤治疗:许多回顾性研究和病例总结(多数来自亚洲)报道，给蛋白尿>1 g/d 和/或 GFR 下降和/或具有高血压的 IgA 肾病高危患者，采用激素联合环磷酰胺或硫唑嘌呤治疗，病情能明显获益。但是，其中不少研究存在选择病例及观察的偏倚，因此说服力牵强。

近年有几篇联合应用激素及上述免疫抑制剂治疗 IgA 肾病的前瞻随机对照

试验结果发表,多数试验都显示此联合治疗有效。两项来自日本同一组人员的研究显示,给肾脏病理改变较重和/或蛋白尿显著而 GFR 正常的 IgA 肾病患儿,进行激素、硫唑嘌呤、抗凝剂及抗血小板制剂的联合治疗,结果均显示此联合治疗能获得较高的蛋白尿缓解率,并且延缓了肾小球硬化进展,因此在改善疾病长期预后上具有优势。2002 年 Ballardie 等人报道的一项小型随机临床试验,用激素联合环磷酰胺续以硫唑嘌呤进行治疗,结果肾脏的 5 年存活率联合治疗组为 72%,而对照组仅为 6%。但是,2010 年 Pozzi 等发表了一项随机对照试验却获得了阴性结果。此试验入组患者为血清肌酐水平低于 176.8 μmol/L(2 mg/dL)、蛋白尿水平高于 1 g/d 的 IgA 肾病病例,分别接受激素或激素联合硫唑嘌呤治疗,经过平均 4.9 年的随访,两组结局无显著性差异。

总的来说,联合治疗组的不良反应较单药治疗组高,包括激素的不良反应及免疫抑制剂的不良反应(骨髓抑制等),而且两者联用时更容易出现严重感染(各种微生物感染,包括卡氏肺孢菌及病毒感染等),这必须高度重视。因此,在治疗 IgA 肾病时,一定要认真评估疗效与风险,权衡利弊后再作出决策。

2012 年 KDIGO 制定的《肾小球肾炎临床实践指南》建议,除非 IgA 肾病为新月体肾炎肾功能迅速减退,否则不应用激素联合环磷酰胺或硫唑嘌呤治疗(证据强度 2D);IgA 肾病患者 GFR<30 mL/(min・1.73 m^2)时,若非新月体肾炎肾功能迅速减退,不用免疫抑制剂治疗(证据强度 2C)。多数试验及其他一些临床试验,激素联合环磷酰胺或硫唑嘌呤治疗的对象均非 IgA 肾病新月体肾炎患者,可是治疗结果对改善病情均有效,所以将此激素联合免疫抑制剂治疗仅限于 IgA 肾病新月体肾炎肾功能迅速减退患者,是否有必要很值得研究。

(3)吗替麦考酚酯:分别来自中国、比利时及美国的几项随机对照试验研究了高危 IgA 肾病患者使用吗替麦考酚酯(MMF)治疗的疗效。来自中国的研究指出,在 ACEI 的基础上使用 MMF(2 g/d),有明确降低尿蛋白及稳定肾功能的作用。另外一项中国发表的研究也显示 MMF 治疗能够降低尿蛋白,12 个月内尿蛋白量由 1.0~1.5 g/d 降至 0.50~0.75 g/d,比大剂量口服泼尼松更有益。与此相反,比利时和美国在白种人群中所做的研究(与前述中国研究设计相似)均认为 MMF 治疗对尿蛋白无效。此外,Xu 等进行的荟萃分析也认为,MMF 在降尿蛋白方面并没有显著效益。所以 MMF 治疗 IgA 肾病的疗效目前仍无定论,造成这种结果差异的原因可能与种族、MMF 剂量或者其他尚未认识到的影响因素相关,基于此,2012 年 KDIGO 制定的《肾小球肾炎临床实践指南》并不建议应用 MMF 治疗 IgA 肾病(证据强度 2C)。认为需要进一步研究观察。

值得注意的是,如果将 MMF 用于肾功能不全的 IgA 肾病患者的治疗,必须高度警惕肺孢子虫病等严重感染,以前国内已有使用 MMF 治疗 IgA 肾病导致肺孢子虫病死亡的案例。

(4)雷公藤多苷:雷公藤作为传统中医药曾长期用于治疗自身免疫性疾病,其免疫抑制作用已得到大量临床试验证实。雷公藤多苷是从雷公藤中提取出来的有效成分。Chen 等的荟萃分析认为,应用雷公藤多苷治疗 IgA 肾病,其降低尿蛋白的作用肯定。但是国内多数临床研究的证据级别都较低,因此推广雷公藤多苷的临床应用受到限制。此外,还需注意此药的毒性作用,如性腺抑制(男性不育及女性月经紊乱、闭经等)、骨髓抑制、肝损害及胃肠道反应。

(5)其他药物:环孢素 A 用于 IgA 肾病治疗的相关试验很少,而且它具有较大的肾毒性,有可能加重肾间质纤维化,目前不推荐它在 IgA 肾病治疗中应用。来氟米特能通过抑制酪氨酸激酶和二氢乳清酸脱氢酶而抑制 T 细胞和 B 细胞的活化增殖,发挥免疫抑制作用,临床已用其治疗类风湿关节炎及系统性红斑狼疮。国内也有少数用其治疗 IgA 肾病的报道,但是证据级别均较低,其确切疗效尚待观察。

3.对 IgA 肾病慢性肾功能不全患者进行免疫抑制治疗的争议

几乎所有的随机对照研究均未纳入 GFR<30 mL/min 的患者,GFR 在30～50 mL/min 的患者也只有少数入组。对这部分人群来说,免疫抑制治疗是用或者不用,若用应该何时用,如何用,均存在争议。

有观点认为,即使 IgA 肾病已出现慢性肾功能不全,一些依然活跃的免疫或非免疫因素仍可能作为促疾病进展因素发挥不良效应,所以可以应用激素及免疫抑制剂进行干预治疗。一项病例分析报道,对平均 GFR 为 22 mL/min 的 IgA 肾病患者,用大剂量环磷酰胺或激素冲击续以 MMF 治疗,患者仍有获益。另外,Takahito 等的研究显示,给 GFR<60 mL/min 的 IgA 肾病患者予以激素治疗,在改善临床指标上较单纯支持治疗效果好,但是对改善肾病长期预后无效。

对于进展性 IgA 肾病患者,如果血清肌酐水平>221 $\mu mol/L$(2.5 mg/dL)时,至今无足够证据表明免疫抑制治疗仍然有效。有时这种血肌酐阈值被称为"一去不返的拐点",因此选择合适的治疗时机相当关键。但是该拐点的具体范围仍有待进一步研究证实。

综上所述,对于 GFR 在 30～50 mL/min 范围的 IgA 肾病患者,是否仍能用免疫抑制治疗,目前尚无定论;但是对 GFR<30 mL/min 的患者,一般认为不宜进行免疫抑制治疗。

参考文献

[1] 金琦.内科临床诊断与治疗要点[M].北京:中国纺织出版社,2021.

[2] 刘春辉.常见内科疾病诊疗[M].北京:中国纺织出版社,2020.

[3] 焉鹏.消化内科疑难病例解析[M].济南:山东科学技术出版社,2022.

[4] 魏红.现代实用内科疾病诊疗[M].北京:科学技术文献出版社,2020.

[5] 徐玉生.现代内科疾病诊疗思维[M].北京:科学技术文献出版社,2020.

[6] 赵粤.现代临床内科疾病诊疗[M].北京:科学技术文献出版社,2020.

[7] 周光耀.实用内科疾病诊疗技术[M].天津:天津科学技术出版社,2020.

[8] 王桥霞.临床内科疾病诊疗[M].北京:科学技术文献出版社,2020.

[9] 付蓉,王邦茂.内科疾病疑难病例精解[M].上海:上海科学技术献出版社,2022.

[10] 徐玮,张磊,孙丽君,等.现代内科疾病诊疗精要[M].青岛:中国海洋大学出版社,2021.

[11] 曾湘良.神经内科疾病诊疗指南[M].天津:天津科学技术出版社,2020.

[12] 王佳宏.内科疾病诊疗与临床检验[M].天津:天津科学技术出版社,2020.

[13] 胡春荣.神经内科常见疾病诊疗要点[M].北京:中国纺织出版社,2022.

[14] 刘兵.临床内科疾病诊断与治疗[M].北京:科学技术文献出版社,2020.

[15] 黄峰.实用内科诊断治疗学[M].济南:山东大学出版社,2021.

[16] 王军燕.新编临床内科疾病诊疗学[M].天津:天津科学技术出版社,2020.

[17] 何靖.现代内科疾病诊疗思维与新进展[M].北京:科学技术文献出版社,2020.

[18] 马路.实用内科疾病诊疗[M].济南:山东大学出版社,2022.

[19] 詹庆元.内科重症监护病房工作手册[M].北京:人民卫生出版社,2022.

[20] 陈云.现代临床内科疾病诊疗学[M].长沙:湖南科学技术出版社,2020.

[21] 李海霞.临床内科疾病诊治与康复[M].长春:吉林科学技术出版社,2020.

［22］王为光.现代内科疾病临床诊疗［M］.北京：中国纺织出版社,2021.

［23］黄忠.现代内科诊疗新进展［M］.济南：山东大学出版社,2022.

［24］王晓彦.内科常见病诊治指南［M］.济南：山东大学出版社,2022.

［25］樊文星.肾内科疾病综合诊疗精要［M］.北京：科学技术文献出版社,2020.

［26］王凯.神经内科常见疾病诊疗实践［M］.天津：天津科学技术出版社,2020.

［27］张奉春,贾青,李雪梅.北京协和医院内科百年记忆［M］.北京：中国协和医科大学出版社,2022.

［28］马春丽.临床内科诊疗学［M］.长春：吉林大学出版社,2020.

［29］张春梅.新编内科临床诊疗［M］.哈尔滨：黑龙江科学技术出版社,2020.

［30］冯念苹.常见内科疾病治疗与用药指导［M］.北京：中国纺织出版社,2022.

［31］郑信景.实用心内科诊疗学［M］.哈尔滨：黑龙江科学技术出版社,2020.

［32］邱海军.实用内科临床诊疗学［M］.长春：吉林科学技术出版社,2020.

［33］于春华.神经内科常见病诊疗［M］.上海：上海交通大学出版社,2020.

［34］张雪芳.神经内科临床诊疗方法［M］.北京：科学技术文献出版社,2020.

［35］李巧春.心血管疾病诊疗研究［M］.乌鲁木齐：新疆人民卫生出版社,2020.

［36］杨洋,付新新,罗晓旭,等.自身免疫性胃炎 40 例误诊分析［J］.临床误诊误治,2022,35(02):5-8.

［37］叶伟华.大内科临床模式在呼吸疾病诊治中的应用［J］.智慧健康,2020,6(15):164-165.

［38］向慧敏,郑春梅,李筱,等.血清 Sema 5A、RVE1 水平与桥本甲状腺炎患者 Th17 相关因子、甲状腺功能及相关抗体的相关性研究［J］.检验医学与临床,2023,20(01):76-80.

［39］张雨辰,张雅琴.糖尿病类型及并发症的研究进展［J］.基因组学与应用生物学,2021,40(2):958-960.

［40］刘铭静,龚艳晖,程全伟,等.C3 肾小球肾炎误诊为急性肾小球肾炎 1 例并文献复习［J］.广州医科大学学报,2022,50(2):116-122.